AF499474

RECHERCHES PRATIQUES

SUR

LES PRINCIPALES DIFFORMITÉS

DU CORPS HUMAIN

ET SUR LES MOYENS D'Y REMÉDIER.

IMPRIMERIE DE E. DUVERGER,
RUE DE VERNEUIL, N° 4.

RECHERCHES PRATIQUES
SUR LES PRINCIPALES
DIFFORMITÉS
DU
CORPS HUMAIN
ET SUR LES MOYENS D'Y REMÉDIER.

OUVRAGE ORNÉ DE PLANCHES LITHOGRAPHIÉES
REPRÉSENTANT LES MACHINES OSCILLATOIRES ET LES INSTRUMENS
EMPLOYÉS DANS LA CHIRURGIE ORTHOPÉDIQUE.

PAR JALADE-LAFOND,
DOCTEUR EN MÉDECINE,
MEMBRE DE LA SOCIÉTÉ DE MÉDECINE PRATIQUE, etc.

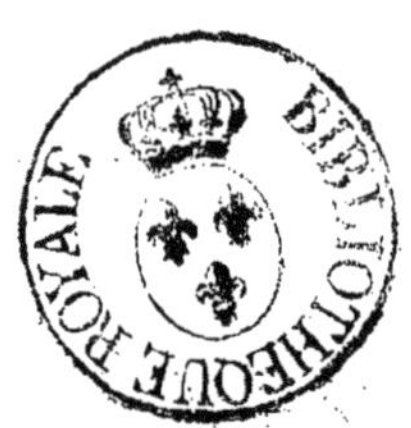

Paris,
CHEZ J.-B. BAILLIÈRE, LIBRAIRE,
RUE ET VIS-A-VIS L'ÉCOLE DE MÉDECINE, N° 13 *bis*.
LONDRES, MÊME MAISON,
3 BEDFORT SREET BEDFORT SQUARE.
BRUXELLES,
AU DÉPOT DE LA LIBRAIRIE MÉDICALE FRANÇAISE.
1827.

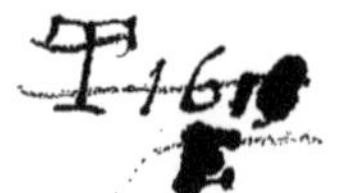

J'AI déjà publié le Rapport de l'Académie de Médecine sur le lit oscillatoire[1] que j'avais présenté à cette Compagnie savante, et qui était précédé de quelques observations pratiques.

Ce Rapport laissant les médecins indécis sur le mode de traitement qu'on devait préférer, dès lors je formai le dessein de publier un livre, pour démontrer l'avantage incontestable des moyens dont je proposais l'usage.

Parmi les orthopédistes, les uns ne voient dans les difformités du corps qu'une altération du système osseux; les autres, au contraire, qu'une affection des muscles : il importait donc de déterminer par l'expérience et par des faits pratiques quel était le siége précis et la nature de la maladie qui détermine ces courbures des os. J'ai reconnu que l'affection existait également dans l'un et dans l'autre de ces systèmes

[1] Chez l'auteur, rue de Richelieu, n° 46.

organiques, et que toute l'économie animale y participait plus ou moins. Dès-lors le traitement qu'il convint d'employer fut d'agir simultanément et sur les os et sur les muscles, et dès-lors l'exercice musculaire, les tractions et extensions faites sur les leviers osseux durent être opérées par les mêmes machines; l'extension seule, bien que bonne, était manifestement insuffisante, parce que les muscles, affaiblis encore par un long repos, ne se trouvaient plus par la suite aptes à soutenir la colonne vertébrale et tout le squelette, dans les exercices du corps. Il devait résulter de l'emploi isolé des machines à extension plus de durée dans le traitement, beaucoup d'incertitude dans les résultats, et un grand danger de récidive ou du retour de l'affection, lorsqu'on abandonnait le corps à lui-même.

Pour remédier à ces inconvéniens graves, je conçus l'idée d'un lit qui devait à la fois remédier efficacement à la courbure des os, et donner en même temps aux muscles plus de force et d'énergie pour agir sur les leviers qu'ils doivent mouvoir, et pour les conserver dans la rectitude naturelle et primitive à laquelle on les a ramenés.

L'expérience a rendu aujourd'hui ce principe incontestable; l'on pourra juger par mon ouvrage[1], de l'exactitude de mes principes physiologiques, de la bonté de mes moyens orthopédiques, et de la supériorité de ces derniers sous le double rapport de leur exécution et de leur mode d'action, supériorité qui, selon moi, ne peut plus maintenant être contestée ou mise en doute.

Ces principes ont été mis en pratique dans un établissement d'orthopédie oscillatoire que j'ai formé en commun avec M. le docteur Duval, rue des Batailles, n°s 16 et 18, à Chaillot, et l'expérience m'a constamment démontré que ma méthode de traitement était non-seulement plus rationnelle, mais encore plus prompte et plus sûre que toutes les autres. Les premiers médecins et chirurgiens de la capitale ont adopté, pour le traitement des difformités du corps, l'usage des lits et de toutes les machines oscillatoires; et, par les malades qu'ils placent dans mon établissement, ils acquièrent chaque jour de nouvelles preuves de l'exactitude de ce que je rapporte.

[1] Sous presse : *Recherches pratiques sur les principales difformités du corps humain et sur les moyens d'y remédier*, avec 40 planches et figures.

La préférence donnée à ma méthode par les principaux médecins et chirurgiens, est la démonstration de sa supériorité, et dissipe toutes les incertitudes pour lesquelles on en appelait au temps et à l'expérience.

RECHERCHES PRATIQUES

SUR

LES PRINCIPALES DIFFORMITÉS

DU CORPS HUMAIN

ET SUR LES MOYENS D'Y REMÉDIER.

Livré depuis long-temps à des recherches pour remédier convenablement à plusieurs des difformités du corps humain, j'ai voulu coordonner mes idées et faire, pour ainsi dire, l'inventaire de tous mes travaux, afin d'examiner de nouveau ce que je devais, d'une part à mes études littéraires, d'autre part ce que m'avaient produit mes nombreux essais sur plusieurs moyens orthopédiques que je crois avoir assez heureusement imaginés, et dont j'ai déjà fait l'histoire devant l'ancienne société de la Faculté de médecine, la société d'encouragement, et enfin devant l'Académie royale de médecine, qui ont accueilli favorablement mes essais. Des modifications importantes, plusieurs perfectionnemens apportés aux anciennes mécaniques, et de nouvelles machines ayant été introduits par moi tout récemment, dans le traitement des difformités, j'ai cru devoir les faire connaître au public. Si mon travail peut servir, comme je l'espère, à la guérison de quelques infortunés affectés de difformités, je me croirai amplement dédommagé de mes longs travaux, et je recevrai la principale récompense que doit désirer le médecin.

Un autre but que j'ai en donnant au public cet ouvrage, c'est de lui faire connaître les principaux moyens mis en usage dans le traitement des difformités, et particulièrement ceux que j'emploie dans un établissement élevé à Chaillot et que je dirige de concert avec mon gendre, M. Duval, docteur en médecine de la Faculté de Paris.

Lorsque je me rappelle avec quelle légèreté et quelle insuffisance on traitait autrefois dans les cours et dans les ouvrages de chirurgie de tout ce qui regarde l'histoire des difformités, je ne suis plus étonné de l'imperfection dans laquelle est restée si long-temps cette partie importante de l'art. Un obstacle à son avancement a été d'une part le dédain avec lequel les principaux praticiens ont considéré cette branche de la chirurgie, et d'autre part la nécessité d'être à la fois et praticien habile et mécanicien expert, ou, pour mieux dire, de réunir aux connaissances théoriques et pratiques de la chirurgie des notions exactes en mécanique, et enfin de croire déroger en prenant alternativement l'instrument du chirurgien et l'outil du simple ouvrier. C'est ce qui a fait que la partie de la chirurgie, concernant l'orthopédie, est restée long-temps le domaine de personnes entièrement étrangères à la pathologie, et conséquemment incapables de concevoir les véritables moyens de remédier convenablement aux vices de conformation. Gloire soit à jamais à Camper, à Scarpa, pour avoir surmonté ce préjugé contre l'union des connaissances de la chirurgie et de la mécanique, et de n'avoir pas considéré comme au-dessous d'un grand talent les recherches des meilleurs moyens de remédier aux difformités et des meilleurs procédés pour confectionner les machines propres à atteindre ce but!

Dans ce siècle, l'étude des difformités a occupé les physiologistes les plus distingués, et surtout les physiologistes allemands qui ont donné des théories ingénieuses sur ces abnormités organiques. Si quelques chirurgiens anglais et français ont porté leur attention d'une manière plus particulière sur les vices de conformation congéniale, ce n'est cependant que dans ces derniers temps que des applications heureuses de la physiologie, de la pathologie et de la mécanique ont été faites au traitement des difformités. Des établissemens ont été ouverts en Allemagne, et l'on a vu en France et surtout à Paris plusieurs maisons exclusivement consacrées au traitement de ces maladies, et particulièrement à celles de la colonne vertébrale.

Ce que nous venons de dire indique assez que dans les soins à donner aux personnes affectées de vices de conformation, il faut faire tour à tour une application des connaissances anatomiques, physiologiques, hygiéniques, pathologiques et mécaniques. Je dois donc entrer dans des considérations générales sur ces sciences médicales et physiques pour arriver à faire connaître les moyens orthopédiques que j'ai inventés, et pour en exposer et le mécanisme et le mode d'action sur l'économie animale.

La colonne vertébrale étant la partie principale et la plus constante du squelette, je crois devoir commencer par en examiner la disposition; ses vices de conformation et ses déformations seront d'ailleurs les points les plus importans de notre étude et de nos réflexions. En procédant ainsi, je suis la marche déjà observée par Jœrg, Shaw et Wenzel, aux lumières desquels nous aurons souvent recours, et nous emprunterons d'abord au dernier quelques-unes des considérations dans lesquelles nous allons entrer.

La colonne vertébrale a été comparée souvent et avec

raison avec la tête, comparaison qui a reçu plus d'extension et plus d'importance depuis que l'étude des maladies de cette partie a été entreprise sérieusement par les médecins. On a considéré le rachis, depuis quelque temps, comme une enveloppe du centre nerveux qui est le prolongement de l'encéphale; ce qui a été extrêmement avantageux pour la pathologie des affections de cette partie.

Jean-Pierre Frank fut le premier qui rappela l'attention sur l'étude exacte des maladies de la colonne vertébrale et du cordon rachidien, et il a été imité en cela par *Joseph Frank*, *Bergamaschi*, *Rachetti*, *Ollivier*, et par plusieurs autres médecins. Nous devons à ces travaux des vues plus grandes sur l'étude des maladies de la colonne vertébrale.

Les peines que l'on éprouve dans l'investigation des affections morbides de la moelle épinière, jointes aux difficultés que présente l'ouverture du canal vertébral, ont sans doute été la cause pour laquelle nous ne connaissons pas ses maladies aussi bien que celles de l'encéphale. Les diverses tentatives que l'on avait faites pour ouvrir le canal vertébral n'avaient pas réussi jusqu'ici, ni pour des recherches d'anatomie pathologique exactes, ni pour celles de médecine légale, lorsque *Lobenwein* communiqua à la société médicale de Wilna une méthode qui fut publiée plus tard par *Joseph Frank*. Je crois cependant que la manière d'ouvrir le canal rachidien employée depuis quelques années par les médecins français mérite la préférence, et qu'il ne doit maintenant plus exister d'obstacle à l'exploration de la moelle épinière.

L'étude des maladies du rachis et des parties diverses que nous devons comprendre sous ce nom est un sujet d'autant plus important pour la science et pour l'art, qu'il est impossible qu'en traitant des affections morbides de ces organes, on se borne aux maladies des os seulement. La partie solide principalement affectée est importante comme point d'appui de la tête, comme partie essentielle des cavités thoracique, abdominale et pelvienne, et surtout sous le rapport de la protection qu'elle prête à la moelle épinière en lui formant un étui résistant.

Dans les accidens morbides qui se déclarent sur le rachis, nous devons diriger notre attention sur toutes les parties qui reçoivent leurs nerfs d'un point du cordon rachidien correspondant à celui qui est affecté, ou situé au-dessous de celui-ci. Nous sommes obligés de faire cet examen avec plus d'exactitude encore que nous n'en apportons dans l'étude des affections locales dans d'autres maladies chirurgicales, afin de reconnaître la nature du mal que nous nous proposons de guérir, laquelle est souvent profondément cachée. Il faut donc, pour bien reconnaître la nature des maladies de la colonne vertébrale, que nous connaissions la structure anatomique de cette colonne dans toute son étendue, aussi bien que celle de toutes les autres parties du corps sur lesquelles nous voulons agir.

Je ferai voir qu'il y a quelquefois des affections diverses et considérables sur quelques points de la colonne rachidienne, sans qu'un accident local, ou même un phénomène suffisant nous indique une maladie locale, et il arrive très souvent que des phénomènes morbides se manifestent aux membres sur des points très éloignés du véritable siége du mal. Le médecin seul qui possédera exactement l'anatomie du rachis sera à même de bien reconnaître ces affections, et aura l'avantage immense de ne pas tourmenter le malade par un traitement purement symptomatique; il s'adressera à la source primitive des accidens, parce que toute autre tentative curative serait vaine et peu rationnelle. Les médecins seuls qui s'efforcent de s'instruire par des autopsies cadavériques réussiront à nous éclairer sur différentes maladies du rachis, sur lesquelles nous n'avons en effet pas encore beaucoup de données, comme sur l'inflammation de la moelle épinière, sur l'hydrorachis, les commotions de la colonne vertébrale, et sur ses suites sur le cordon rachidien. L'étude des maladies des animaux, les dissections et les lésions artificielles du rachis et de ses différentes parties, surtout du cordon spinal, des nerfs qui en naissent, nous éclaireront sur les phénomènes que nous observons dans les maladies de la tige rachidienne.

Nous avons d'excellentes descriptions anatomiques de la colonne vertébrale. Nous allons insister principalement sur quelques points essentiels. La nécessité de bien connaître les os, pour bien juger les maladies dont ils sont le siége, est d'autant plus grande que les parties auxquelles ils servent d'appui ou d'enveloppe sont plus importantes. C'est pourquoi il n'y a, après le crâne, point de partie osseuse de tout le squelette qui mérite autant l'attention que la colonne vertébrale. Outre qu'elle contribue le plus à déterminer les proportions du corps, elle entoure ou enveloppe les parties les plus nécessaires à la vie, dont les fonctions régulières dépendent beaucoup de la forme normale du rachis. Les particularités et les différences caractéristiques des colonnes cervicale, dorsale et lombaire, du sacrum et du coccyx, se trouvent exposées dans les traités d'anatomie. Nous possédons de même d'excellentes figures de tous ces os isolément et unis entre eux. La connaissance exacte de ces différens os nous met à même de les distinguer par la structure de leurs corps, de leurs apophyses et des parties qui forment l'arc pour la cavité vertébrale. Nous connaissons bien la forme du rachis; nous sommes en état d'en faire dériver les différens degrés de mobilité des parties individuelles. A voir la grande mobilité des vertèbres cervicales dans tous les sens, la mobilité moindre des vertèbres dorsales et celle plus grande des vertèbres lombaires et coccygiennes et le mode de connexion des vertèbres entre elles, nous pouvons indiquer leur destination et l'importance des changemens morbides que l'on peut y remarquer.

A la connaissance anatomique la plus exacte des os du rachis, il faut joindre nécessairement l'histoire de leur développement progressif et le véritable rapport des vertèbres individuelles dans les différentes périodes de l'évolution. M. J. F. *Meckel* nous a fourni cette histoire avec l'exactitude qu'on lui connaît. Cette connaissance nous est indispensable pour le diagnostic des maladies du rachis. Elle nous aidera, en outre, à remédier au grand nombre de causes qui exercent sur le rachis une influence beaucoup plus importante qu'on ne le pense communément.

Ces différens os réunis entre eux nous offrent beaucoup de points de vue intéressans sous le rapport des maladies de cette partie. Les vertèbres cervicales, lombaires et coccygiennes sont libres, et sont, à cause de cela, les plus mobiles; les vertèbres dorsales et sacrées sont en quelque sorte défendues par leur connexion avec d'autres os, ce qui donne plus ou moins d'appui aux parties fixes du rachis. La mobilité des vertèbres cervicales est déterminée par un appareil musculaire particulier, et souvent les déviations de forme en cette région dépendent de l'affection seule des muscles. Dans les vertèbres dorsales, la plupart des muscles sont destinés bien plus au mouvement des côtes qui s'articulent avec elles, qu'au mouvement des vertèbres elles-mêmes, et les déviations de forme que présentent ces vertèbres dépendent souvent des changemens subis par les côtes, de même que les torsions du sacrum, os parfaitement immobile, sont dues le plus fréquemment aux changemens morbides survenus dans les os coxaux.

La direction vicieuse des vertèbres dorsales peut être déterminée quelquefois par la tête, comme chez les Crétins, de l'ascension abrupte de l'apophyse basilaire où l'occipital détermine une saillie anomale des vertèbres cervicales. Nous rencontrons la même disposition plus ou moins forte, lorsque la partie postérieure de la tête renferme de grandes collections d'eau; de même que des goîtres d'un volume énorme peuvent occasionner une direction anomale du corps des vertèbres cervicales en devant. Voilà les causes principales qui déterminent une direction vicieuse des vertèbres cervicales, par suite de leur connexion avec la tête; leur rapport avec les vertèbres dorsales influe moins sur la production de ces déviations, ce qui est démontré d'ailleurs par l'expérience qui nous fait voir des déformations énormes aux vertèbres dorsales, tandis que la direction des vertèbres cervicales reste parfaitement normale. Cela paraît dépendre de la construction particulière de la vertèbre cervicale inférieure, laquelle arrête en quelque sorte le passage d'une difformité des vertèbres dorsales à celles du cou. Tous ceux qui auront occasion d'examiner un grand nombre de difformités du rachis, surtout de celles qui résultent du rachitisme, verront que, quelque considérable que soit la distorsion des vertèbres cervicales, elle diminue toujours vers les vertèbres dorsales supérieures, et se termine à la vertèbre proéminente. Cette septième vertèbre cervicale semble aussi marquer les limites de la maladie, même dans la carie du rachis, que cette maladie ait son siége aux vertèbres dorsales ou aux vertèbres cervicales. Les premières subissent souvent des changemens dans l'ensemble de leur forme, par suite d'une disposition vicieuse des côtes, c'est ce que nous voyons chez les personnes qui ont le thorax trop étroit pour leur corps. Les vertèbres dorsales n'offrent, dans ces cas, ordinairement point de vice de conformation; mais elles dévient insensiblement de leur direction normale, par suite des difficultés continuelles de la respiration et du mouvement violent des côtes; elles forment par là en arrière une courbure plus considérable que dans l'état normal. L'étude des préparations pathologiques fait voir d'ailleurs que, dans les distorsions de la colonne vertébrale par suite de causes morbifiques, l'étendue et la nature particulière de la difformité des vertèbres dorsales est déterminée bien souvent par les côtes.

Les vertèbres lombaires, ainsi que les cervicales, prennent fréquemment une position anormale, sans que leurs corps soient affectés, et cela par suite d'une action irrégulière et continue des muscles. Le corps des vertèbres est affecté plus tard, et cela encore par suite de la continuation de l'action morbide des muscles. Les affections des vertèbres lombaires reconnaissent en général beaucoup de causes qui agissent soit seulement sur les muscles, soit sur les os mêmes et font que, dans les distorsions du rachis, les vertèbres lombaires deviennent souvent le siége de la maladie. La situation de ces vertèbres, qui ne sont défendues par rien, leur destination à porter le poids de toutes les parties situées au-dessus d'elles, le grand nombre de muscles très vigoureux, situés sur leurs faces antérieures et postérieures et agissant sur elles pour produire l'extension et la flexion du rachis, tendent à produire cet effet.

Il est rare que les vertèbres lombaires changent de position sans que les vertèbres dorsales y prennent part, que la cause du déplacement de la colonne consiste dans le rachitisme, l'ostéo-malaxie ou dans l'ulcération des vertèbres. Les deux dernières vertèbres dorsales prennent presque constamment part à la courbure anomale.

Quelquefois nous trouvons, par suite d'une action particulière des muscles, les vertèbres lombaires courbées en arrière, lors même que les vertèbres dorsales sont fortement courbées sur le côté, et il est plus facile de démontrer sur les vertèbres lombaires que sur les cervicales, pendant la vie et après la mort, les suites d'une action anormale des muscles, pourvu que l'on fasse attention à toutes les modifications de situations anormales du rachis en général et des parties individuelles qui le composent. Quelque considérable que soit le déplacement des vertèbres dorsales et lombaires, il est rare d'y trouver comprise l'avant-dernière vertèbre lombaire et encore plus rarement la dernière. Ce n'est que lorsque le sacrum se déplace, par suite d'une affection des os coxaux, que nous trouvons la dernière vertèbre lombaire plus ou moins sortie de ses rapports naturels.

Un grand nombre de causes qui produisent des difformités du rachis ne peuvent rien contre le sacrum, qui est le seul os fixe de la colonne vertébrale. Nous ne citerons parmi ces causes que la disproportion entre le poids à supporter par le rachis et la faiblesse du point d'appui, qui puisse déterminer souvent, dans l'enfance, des affections du rachis sans aucune cause intérieure. Le trouble morbide dans les fonctions des muscles qui ont leurs points d'insertion et d'attache à la partie mobile de la colonne vertébrale, et déterminent très souvent des changemens de forme du rachis, n'exerce pas non plus d'influence nuisible sur le sacrum. C'est pourquoi nous trouvons quelquefois des rachis extrêmement différens, sans aucune déviation ni changement de forme du sacrum, de sorte qu'il est rare que la connexion des vertèbres lombaires avec le sacrum influe d'une manière nuisible sur celui-ci; les os coxaux, au contraire, même lorsque leur forme n'est que peu altérée, exercent déjà une influence très nuisible sur le sacrum. Une autre remarque très importante, ce nous semble, c'est que nous trouvons rarement des vertèbres surnuméraires ou des vices organiques au corps des vertèbres, et que le plus grand nombre de vices organiques que présentent les vertèbres portent sur les apophyses et les arcs de ces vertèbres.

Dans les vertèbres en particulier, la hauteur inégale de leurs parties latérales, disposition qui est assez fréquente, peut être considérée comme une anomalie de l'os; mais dans l'ensemble de la colonne ce vice est ordinairement compensé en ce que la vertèbre supérieure ou inférieure offre un état inverse, ou bien encore parce que les fibro-cartilages rétablissent l'équilibre.

Les fibro-cartilages situés entre les corps des vertèbres constituent un des modes d'articulation les plus essentiels et les plus importans sous le rapport des changemens morbides de forme du rachis. Ces cartilages inter-vertébraux donnent aux vertèbres de la solidité entre elles, en même temps qu'ils favorisent la mobilité de toute la colonne vertébrale. Un grand nombre de phénomènes prouvent la grande élasticité de cette substance inter-vertébrale : par exemple, lorsque la tige rachidienne est fortement fléchie d'un côté, elle reprend sa position droite aussitôt que l'effort musculaire cesse ; la circonstance que nous sommes plus grands en nous levant le matin après avoir bien dormi ou après avoir gardé le lit pendant long-temps pour cause de maladie; la circonstance que les enfans qui restent long-temps couchés dans les premiers temps paraissent croître plus vite que des enfans sans cesse en mouvement et dans une position verticale, parce que dans la première position la masse ligamento-cartilagineuse devient en quelque sorte, par l'effet du repos, plus propre à sa destination naturelle ; le phénomène de l'allongement du corps dans une profonde inspiration; le phénomène de la diminution de la hauteur du corps par la vieillesse, celui de l'épaississement des cartilages inter-vertébraux à la suite d'un repas copieux, et leur amoindrissement après un long jeûne sont autant de circonstances qui démontrent l'élasticité de ces fibro-cartilages.

Il n'y a point de doute que le développement de ces fibro-cartilages et leur activité naturelle ne dépendent de l'action plus ou moins énergique des muscles du rachis; nous voyons cela sur toutes les parties qui agissent par élasticité. L'usage convenable et insensiblement augmenté du rachis pour toutes ses destinations naturelles, la précaution d'éviter avec soin tout ce qui pourrait restreindre son action extérieurement, nous feront connaître le véritable usage de ces fibro-cartilages et nous détermineront à éloigner tous les obstacles qui s'opposent à cette manifestation naturelle des forces. L'inspection seule peut nous apprendre la manière dont se comporte cette masse cartilagineuse, dans les vertèbres cervicales, dorsales et lombaires, et dans les courbures naturelles du rachis, la réflexion seule nous met à même, dans les différentes affections auxquelles est sujet le rachis, d'en trouver la cause dans la déviation du rapport naturel de cette substance inter-vertébrale. Il est aussi très important pour la pratique de connaître le rapport de cette substance ligamenteuse dans les différens âges.

Quant à ce qui concerne les sexes, il a semblé à M. Wenzel que les cartilages inter-vertébraux étaient en général visiblement plus épais sur les côtés chez les femmes que chez les hommes; cette différence n'avait pas été indiquée par les anatomistes qui se sont occupés des différences sexuelles.

Les préparations que nous faisons nous-mêmes nous apprennent mieux que toute autre chose comment les vertèbres sont rendues solides par leur appareil ligamenteux. Nous devons admettre deux ligamens au rachis, savoir le grand surtout ligamenteux antérieur et le grand surtout ligamenteux postérieur. La connaissance de ces trousseaux fibreux nous est de la plus grande utilité dans une espèce de difformité du rachis. Il est digne de remarque que ces deux ligamens se comportent d'une manière inverse sous le rapport de leur structure. Le premier est étroit à son origine, sur la première vertèbre cervicale, et il s'élargit de plus en plus en descendant le long des vertèbres. Dans la région de la seconde vertèbre lombaire les piliers tendineux du diaphragme remplacent en quelque sorte ce ligament, qui se termine vers la cinquième vertèbre lombaire. Le grand surtout ligamenteux postérieur est large à son origine, qui recouvre presque toute la surface interne des vertèbres cervicales ; il est uni à la dure-mère non-seulement à son origine, mais encore dans une partie de son trajet ; en descendant il devient de plus en plus étroit et présente à peine quelques lignes de largeur dans la région des vertèbres sacrées. On a remarqué relativement aux abcès qui se forment, à la suite de l'altération des vertèbres, sur la face antérieure de la colonne vertébrale, que ces ligamens constituent la paroi interne de ces abcès. L'importance de cette disposition anatomique nous est démontrée par l'observation des maladies. Ainsi premièrement dans l'ulcération des vertèbres cervicales, la largeur plus considérable du surtout ligamenteux postérieur empêche le développement de l'abcès en arrière, et comme le corps des vertèbres est peu considérable et comme la destruction se fait rapidement par la suppuration, l'extension de cet abcès vers le canal rachidien aurait les suites les plus graves et souvent mortelles, par la pression du pus sur la moelle de l'épine. Dans les altérations des vertèbres cervicales, nous voyons que l'abcès se développe promptement à la face antérieure et des deux côtés du surtout ligamenteux, parce que celui-ci ne recouvre pas toute cette surface. Dans la carie avec suppuration des vertèbres dorsales et encore plus dans celle des vertèbres lombaires, le pus est arrêté ou retenu par ce surtout ligamenteux antérieur qui devient de plus en plus large, aussi le pus descend-il plus bas entre ce surtout ligamenteux et les vertèbres, et se manifeste-t-il ordinairement aux endroits les plus déclives du tronc. Nous trouvons souvent dans ces cas le grand surtout ligamenteux antérieur considérablement épaissi, quelquefois même comme cartilaginifié par suite des congestions sanguines qui ont existé long-temps autour des places affectées. Cette disposition anatomique des deux appareils ligamenteux des vertèbres nous servira à expliquer comment il est possible que le pus se montre très loin du lieu de sa formation, c'est-à-dire aux parties extérieures du corps. L'on sait qu'il n'est pas rare que des collections de pus s'épanchent dans les cavités thorachique, pelvienne ou abdominale. La structure naturelle de l'un de ces ligamens qui s'élargit inférieurement, favorise l'extension des abcès en bas, et devient la cause pour laquelle ils restent souvent long-temps cachés dans l'intérieur du corps, pour se manifester ensuite très loin du lieu de leur formation primitive. Dans quelques cas, cette descente du pus entre le grand surtout ligamenteux et les vertèbres, peut devenir la cause d'une altération plus étendue du corps de ces os par l'inflammation, parce que ce ligament remplace en partie le périoste. Nous trouvons dans quelques circonstances rares que le pus se fraye une issue dans les interstices de ce ligament, vers les apophyses; l'abcès se manifeste alors au dos, non loin du lieu de sa formation. Le grand surtout ligamenteux antérieur résiste plus fortement aux influences morbifiques que les cartilages inter-vertébraux; car nous trouvons ceux-ci souvent complètement détruits, tandis que celui-là est conservé et même extraordinairement épaissi au pourtour de la place affectée.

Nous venons de considérer les pièces individuelles dont est formé le rachis, plutôt sous le rapport pathologique que sous le rapport physiologique, dans l'intention de mieux faire voir leur importance. Nous avons procédé de la sorte parce que nous ne saurions ajouter beaucoup de choses neuves et intéressantes aux descriptions que nous possédons sur la structure naturelle de ces parties. Les altérations morbides doivent surtout engager à étudier de la manière la plus approfondie cette partie essentielle du corps humain.

Après la connaissance de la structure de toutes les pièces qui entrent dans la composition du rachis, vient l'étude de la fonction de ces organes.

La colonne vertébrale, composée d'os, de cartilages et de ligamens, offre dans la disposition de ces parties individuelles une direction qui tend vers la ligne verticale, telle qu'elle est nécessaire au rachis comme point d'appui des parties situées au-dessus de cette tige, ou disposées autour d'elle.

Les inflexions naturelles que nous remarquons à la tige vertébrale sont : la courbure modérée des vertèbres cervicales en devant, par laquelle la colonne cervicale est penchée en avant, la courbure du rachis en arrière dans la plus grande étendue des vertèbres dorsales, formant un arc dont la convexité, dirigée vers l'extérieur, correspond à peu près à la partie la plus inférieure du sternum. Les vertèbres lombaires forment au contraire une convexité dans la cavité abdominale, le sacrum est convexe en arrière, tandis que les autres os du corps offrent une courbure plus ou moins forte en devant. Ces courbures sont naturelles et normales, elles sont indiquées par tous les anatomistes, et ont été décrites par quelques-uns avec la plus grande exactitude, et entre autres par *Albinus*, *Sœmmerring*, *Bichat* et *Meckel*.

Pour connaître exactement la structure normale de la colonne vertébrale, il ne suffit pas de lire les meilleures descriptions et de les comparer avec les planches les plus parfaites, telles que celles d'*Albinus* pour les parties individuelles du rachis, et de *Sœmmerring* pour l'ensemble de la colonne. Il faut les étudier en nature, dans tous les âges et dans les deux sexes, et sous des rapports que nous indiquerons plus tard. Il nous est impossible de reconnaître les abnormités, si nous ne connaissons pas exactement les dispositions normales; car il nous faut même reconnaître les abnormités peu considérables, afin d'être à même de juger exactement des changemens morbides, et de déterminer si la déviation de la règle est ancienne ou commençante, ou bien si c'est une maladie confirmée. On peut dire en général que si on remarque une déviation sensible de la structure normale du rachis, il y a, soit une maladie des parties ou au moins une disposition à une maladie, laquelle exige notre attention, afin de prévenir le mal autant que possible. Une autre courbure que nous plaçons dans la structure normale du rachis, c'est la déviation facile des vertèbres dorsales de gauche à droite, laquelle commence dans la région de la troisième vertèbre dorsale, et s'étend jusqu'à la cinquième et sixième, et même plus bas. Nous observons cette courbure latérale chez les sujets vivans; nous la retrouvons sur les cadavres, et nous la rencontrons même très considérable sans affection dans le tissu des vertèbres qui sont le siége de cette inflexion. La cause de cette courbure nous paraît dépendre de la présence de l'aorte descendante. Les mouvemens continus de ce vaisseau, la force avec laquelle les artères agissent, peuvent produire de semblables phénomènes.

Nous pouvons considérer comme un effet de la position et de l'action continue de l'aorte, la disposition des vertèbres dorsales, qui sont moins convexes sur le côté gauche que sur le côté droit. Il y a enfin des phénomènes morbides qui démontrent la grande influence que l'aorte exerce sur le rachis, par exemple, l'ankylose des vertèbres dorsales, la convexité plus considérable de la colonne dorsale à droite, dans la scoliose, de sorte qu'une disposition contraire peut être rangée parmi les cas rares et exceptionnels. Nous ne croyons pas qu'il faille, avec *Ludwig*, attribuer à l'action des muscles le déplacement morbide du rachis sur l'un ou l'autre côté.

Le canal rachidien et sa différente capacité doivent fixer notre attention sous le rapport anatomique et pathologique. Il offre sa plus grande largeur dans la colonne cervicale: plus étroit dans la région des troisième, quatrième et cinquième vertèbres dorsales, ce canal s'élargit de nouveau dans la colonne lombaire, pour diminuer ensuite et se terminer dans le sacrum. Cette connaissance nous donne une idée de l'importance d'une affection morbide de la colonne vertébrale, lorsqu'elle intéresse le cordon rachidien lui-même.

Le développement du rachis après la naissance et l'établissement insensible de sa forme naturelle doivent être considérés comme le résultat de lois naturelles bien déterminées. La construction naturelle du rachis, les fonctions qu'il est obligé d'exercer dès la plus tendre enfance du sujet, consistant à soutenir la tête, les membres supérieurs, les viscères thoraciques et abdominaux, et à accomplir tous les mouvemens du tronc, semblent en effet devoir être un obstacle à l'établissement de la forme normale, vu l'imperfection des os et la faiblesse des muscles à cet âge; cependant nous le voyons se développer peu à peu lorsque rien ne s'oppose à la nutrition générale uniforme des parties. Chez les enfans sains, ce développement normal a lieu insensiblement dans les conditions mentionnées, sans que nous puissions indiquer avec rigueur l'époque à laquelle il s'opère. La direction normale des vertèbres cervicales est établie la première, et s'exprime par la faculté que les enfans ont de dresser la tête et de la mouvoir en tous sens; plus tard les vertèbres dorsales acquièrent leur direction naturelle. Jusque là nous voyons la colonne dorsale souvent très courbe et incapable d'être redressée. Après les vertèbres dorsales vient le tour des vertèbres lombaires, pour prendre leur direction régulière; c'est lorsque l'enfant marche librement et aisément que cette partie du rachis a atteint le degré de développement que nous considérons comme parfait dans l'enfance.

La raison pour laquelle nous ne pouvons pas préciser les périodes de l'âge de l'enfance pendant lesquelles s'opère insensiblement cet acte de développement, c'est que de nombreux obstacles entravent la marche naturelle du développement du corps, obstacles qui dérangent la nutrition uniforme de toutes les parties. Parmi eux il en existe quelques-uns que nous pouvons attribuer aux vices de conformation primitive; car nous voyons que des enfans qui viennent au monde avec une tête très grosse restent ordinairement très en retard dans le développement du rachis, relativement à d'autres enfans de leur âge. La disproportion du poids plus considérable que la colonne vertébrale est obligée de porter n'est pas la seule cause de cette lenteur dans le développement. Nous pouvons croire en toute assurance que la congestion irrégulière du sang vers la tête forme une circonstance importante de la nutrition inégale des parties qui appartiennent au rachis.

Cette affection est ordinairement attribuée à une collection d'eau dans la tête, ce qui n'existe presque jamais, comme l'expérience le démontre d'une manière irrévocable; à moins qu'on ne veuille considérer tout phénomène morbide chez les enfans, comme le résultat d'une hydrencéphalie chronique, laquelle pourrait à la vérité se former à la fin et devenir la cause de la mort, si nous ne nous efforcions pas d'enlever ce qui s'oppose au développement convenable du corps et qui donne lieu à des congestions morbides du sang vers la tête et à des exhalations séreuses dans les différentes parties de l'encéphale.

Le retard du développement du rachis est souvent aussi la suite, suivant Wenzel, de l'hypertrophie morbide d'autres organes, parmi lesquels nous ne nommerons que le foie. Le retard du développement normal du rachis doit aussi être considéré très souvent comme la suite de différens vices de nutrition, sans qu'il soit besoin de toujours admettre, pour cause, une matière morbifique intérieure. En faisant l'énumération des circonstances qui déterminent les difformités du rachis dans l'enfance, nous ferons connaître un grand nombre de causes que nous pouvons considérer comme des obstacles au développement uniforme du rachis. Il n'est pas besoin de dire que l'étude de ces développemens est une condition indispensable pour reconnaître les maladies de cette partie. Il serait à désirer que nous eussions sur la structure normale du rachis de cet âge des figures aussi parfaites que celles du fétus par *Albinus !* Jusque là il faut se donner la peine de faire soi-même des préparations de ce genre. Cet âge offre, sous le rapport de la colonne vertébrale, une série de phénomènes qu'il est difficile de déterminer physiologiquement, mais qui, sous le rapport pathologique, doivent être d'une haute importance pour le médecin. Lorsqu'aucune cause ne vient s'opposer au développement uniforme du corps, que ce développement s'opère en son temps, les parties marchent insensiblement vers leur état de perfection. Nous trouvons toujours au rachis la forme que nous lui connaissons comme normale, et il est, suivant l'âge et la force du corps, propre à tous ses mouvemens naturels. Néanmoins il se rattache à la construction régulière et à la destination future de cette partie beaucoup de circonstances qui peuvent être accompagnées d'une influence nuisible pour elle. Il est facile d'entrevoir que le rachis, qui est un tout composé de tant de parties diverses, doit rencontrer, dans les périodes de son développement, plus d'obstacles que les autres parties du corps qui sont moins compliquées; d'autant qu'à cet âge les fonctions de cette pyramide, qui est encore loin de sa perfection, sont ordinairement exercées plus grandement et plus souvent que lorsque toutes les pièces sont parvenues à leur dernière perfection.

Les phénomènes insolites qui surviennent chez ceux dont l'accroissement s'opère rapidement ou qui restent très petits jusqu'à l'âge où la période du développement est presque achevée dans toutes les parties, ou chez ceux dont quelques parties se développent très rapidement, tandis que d'autres restent en arrière, nous fournissent autant de circonstances qui réclament toute notre attention, par rapport aux différentes affections morbides de ces organes. Chez ceux qui ont une croissance rapide, chez lesquels le rachis s'élève pour ainsi dire à une hauteur considérable, nous remarquons diverses déviations de la forme normale que nous pourrons expliquer par la faiblesse des muscles, qui sont obligés de s'allonger aussi rapidement et qui par conséquent n'ont pas la force d'accomplir leurs fonctions naturelles qui consistent à maintenir l'épine du dos dans sa rectitude.

On n'a pas assez tenu compte de l'influence des muscles sur les os en général et sur le rachis en particulier. En effet comme dans la première et dans une partie de la seconde enfance on ne peut pas considérer les muscles comme des parties achevées, et les vertèbres auxquelles ils ont leurs points d'insertion n'étant pas plus parfaites que ces faisceaux charnus, nous trouvons dans cette disposition la nécessité d'éloigner avec soin tout ce qui s'oppose au libre développement des muscles et à leur action sur le rachis. Aussi l'expérience nous apprend-elle que toute diminution de l'influence des muscles sur le rachis a des suites aussi nuisibles pour la formation naturelle de ces parties, que celles que peuvent avoir les différentes matières morbifiques qu'on suppose exister.

Si, dans ces circonstances, nous n'avons pas encore lieu de croire à l'existence d'une maladie réelle de la colonne vertébrale. nous devons cependant fixer toute notre attention sur la disposition aux états morbides de cette espèce, qui, s'ils ne sont pas suivis d'accidens fâcheux pour les vertèbres, déterminent néanmoins ordinairement des difformités du corps que nous remarquons tantôt aux côtes, tantôt aux omoplates ou aux os coxaux, quoique les suites les plus fâcheuses portent ordinairement sur la direction normale de l'épine.

Dans les aberrations du développement normal du corps, comme par exemple cela se remarque quelquefois sur celle du rachis, lorsque la cause reste inconnue, nous devons porter toute notre attention sur ces états; car dans l'enfance le nombre des causes accidentelles extérieures est considérable, et le médecin ne peut pas rester indifférent à la question de savoir si les dérangemens dans l'évolution du corps sont l'effet d'une marche anomale de la nature, ou bien s'ils résultent de causes morbifiques.

Lorsque rien ne s'oppose au développement régulier du corps dans l'âge de l'évolution organique, le rachis acquiert sa forme normale. La disposition ordinaire du corps nous offre un point de comparaison pour l'achèvement régulier dans la formation de la colonne vertébrale et la beauté des sexes masculin et féminin se réunissent sous ces rapports pour constituer le type de ce développement normal.

Dans la petitesse extraordinaire du corps, quand elle a lieu sans aucune maladie dans le squelette, il est rare que nous rencontrions un manque d'harmonie dans la proportion du rachis; lorsqu'au contraire le corps a atteint une hauteur démesurée, il paraît trop difficile pour la nature de conserver l'uniformité dans le développement de toutes les pièces du squelette. Ce que le rachis gagne alors en longueur est souvent au préjudice de la capacité du thorax, que nous trouvons hors de proportion avec les autres parties, tantôt sous le rapport de sa longueur, tantôt sous celui de sa largeur, ou sous celui de son diamètre antéro-postérieur, ou enfin nous rencontrons une disproportion dans les os qui sont en rapport naturel avec le rachis; de là les différentes maladies qui ne portent pas sur le rachis même quoiqu'elles soient l'effet d'un développement excessif en longueur. Les destinations naturelles de la vie peuvent seules à cet âge apporter peu à peu des changemens dans la forme normale et achevée du rachis sans l'influence d'aucune cause morbifique interne. Les différentes professions, les mauvaises habitudes dans la tenue du corps, ainsi qu'une foule d'autres causes, que nous citerons plus loin, peuvent produire cet effet.

Les anatomistes nous ont exposé dans des descriptions très exactes tous les changemens dans l'organisation pour constituer les différences sexuelles que nous remarquons sur le squelette. Nous les voyons sur les os individuels, ainsi que sur l'ensemble du squelette, soit le tronc en général, soit plus spécialement la colonne vertébrale. Les descriptions ne suffisent cependant pas pour faire bien connaître ces différences caractéristiques; il faut les avoir vues pour en avoir toujours une image exacte devant les yeux.

L'examen des cadavres, l'inspection de squelettes bien préparés nous donneront une image durable de ces différences particulières, et ceux qui n'ont pas occasion de voir des cadavres ou des squelettes pourront y suppléer par les excellentes figures du squelette de l'homme par *Albinus*, et du squelette de la femme par *Sœmmerring*.

Il faudrait que les différences sexuelles existassent constamment, où, du moins dans le plus grand nombre de cas, sur chaque individu de sexe différent elles sont fondées sur des lois fixes de la nature; mais il n'en est pas ainsi, il est rare de rencontrer toutes ces différences sexuelles réunies chez le même sujet. Cela dépend des modifications apportées par l'éducation, les mœurs, les usages, les modes, les professions, etc., dont il sera question plus loin.

Les changemens que l'âge imprime au corps en général se prononcent souvent de bonne heure, et en premier lieu sur le rachis. La structure normale de cette partie que nous admirons dans l'âge viril se change peu à peu parce que les muscles perdent la force nécessaire pour tenir le rachis dans un état d'extension, et l'élasticité des cartilages inter-vertébraux prédominant de plus en plus, les muscles finissent par ne plus pouvoir s'opposer à la tendance qu'a la colonne vertébrale à s'incliner en avant. Nous remarquons d'abord une courbure plus considérable du rachis dans la région dorsale, à laquelle cette colonne est naturellement disposée par la convexité de cette région; ensuite les vertèbres du cou s'inclinent également en avant, principalement par l'effet de la pesanteur de la tête et de l'impuissance des muscles pour la retenir en arrière, et pour maintenir les vertèbres cervicales.

Ces changemens contribuent à diminuer plus ou moins la longueur du corps, ce que nous pouvons attribuer aussi en partie à la courbure du rachis, à l'affaissement des cartilages inter-vertébraux et enfin à la diminution de nutrition du corps des vertèbres elles-mêmes. Les individus très grands sont ordinairement sujets à subir ces changemens beaucoup plus vite que les autres. Ce phénomène est accéléré par une mauvaise tenue du corps, par de mauvaises habitudes, par des défauts dans la faculté de voir, par l'usage de rapprocher l'œil de l'objet, au lieu de suivre la pratique inverse, etc., de sorte que le corps présente, avant le temps, un aspect de vieillesse qui se prononce surtout par la direction de la colonne vertébrale; mais la même chose survient aussi, sans cela, par des causes naturelles et le sujet offre alors l'image de la caducité. Ce phénomène, quoique nous le considérions comme un effet naturel de la vieillesse, peut aussi dans certaines circonstances être rangé parmi les maladies, comme nous le dirons plus loin.

Les muscles de la colonne vertébrale ont été très bien décrits et figurés avec une grande exactitude par *Albinus*. Les dissections seront toujours le meilleur moyen pour avoir une idée exacte de la structure et des fonctions des muscles du rachis. Ce sont surtout les cadavres d'individus qui ont fait un grand usage de ces muscles qui nous instruisent le plus sous ce rapport, car ces muscles ne sont bien prononcés que sur les sujets forts et vigoureux; et ce n'est qu'en les voyant ainsi qu'on reconnaît pourquoi la nature a placé sur la colonne vertébrale un appareil de muscles si multipliés et si différens entre eux, par lesquels aussi elle a pourvu à la mobilité de chaque vertèbre en particulier.

5

Chez les sujets faibles on ne rencontre souvent qu'un indice de chaque muscle, car l'on sait que ces faisceaux s'atrophient presque entièrement quand ils ne sont pas exercés. Notre éducation première, nos habillemens, nos mœurs, la plupart de nos habitudes nous privent peu à peu de l'usage des muscles appartenant à chaque pièce individuelle, et il ne nous reste qùe l'action des muscles les plus vigoureux.

A la connaissance exacte des muscles de la colonne vertébrale, chez l'adulte, nous devons joindre celle de leur rapport dans les différentes périodes de la vie. Les muscles ne se montrent dans leur perfection qu'à l'âge adulte, jusques là ils sont sujets à de nombreux changemens qui sont importans à connaître sous les rapports anatomique et physiologique.

Nous voyons qu'il s'opère, aux diverses périodes de la vie, des différences graduelles, appréciables dans la manifestation de la force musculaire. Ainsi les muscles du cou et du dos sont déjà, dans la première enfance, plus aptes à remplir leurs fonctions que ne le sont ceux des membres inférieurs. Les muscles du rachis nous offrent une quantité beaucoup plus considérable de tendons que les muscles des autres parties du corps lorsqu'ils sont très rapprochés de l'épine du dos, ils se terminent par des expansions aponévrotiques qui les unissent de la manière la plus intime avec les ligamens des vertèbres, avec le périoste de ces parties, et qui, dans la suppuration des vertèbres, deviennent la cause de beaucoup de phénomènes morbides.

Nous savons que les muscles de la colonne vertébrale sont tous pairs, lors même qu'ils n'ont qu'un seul ventre, nous trouvons néanmoins leurs origines des deux côtés du rachis. Cela explique la faculté que nous avons de fléchir l'épine à droite et à gauche, et de la ramener promptement à la ligne droite, lorsqu'elle a été fortement inclinée sur le côté. L'anatomie nous apprend aussi que les muscles destinés à la locomotion du rachis ne prennent pas tous leurs points d'attache sur la colonne vertébrale. Nous trouvons que beaucoup de muscles et des plus forts, servant à la locomotion, ont leur insertion sur des parties voisines du rachis.

Il est important, pour le traitement de plusieurs maladies, de connaître ces dispositions pour ne pas confondre l'affection propre des muscles de cette partie avec une maladie de la colonne vertébrale, et pour ne pas prendre une affection du rachis qui ne se trahit ordinairement pas par des accidens graves, pour une affection locale et simple des muscles.

La principale fonction des muscles du rachis consiste à tenir cette tige dans une extension continue, et à empêcher qu'elle ne se porte en avant. Si, dans l'état de contracture d'autres parties du corps, surtout des membres, nous pouvons être dans l'incertitude pour savoir si la cause du mal réside dans les muscles extenseurs ou fléchisseurs, cela ne peut guère avoir lieu pour le rachis. En effet, les muscles extenseurs de cette partie peuvent être considérés comme un des agens les plus puissans des courbures du rachis, quelles que soient les causes de ces torsions. En admettant aussi qu'une des causes qui déterminent les difformités de la colonne vertébrale agit exclusivement sur les vertèbres, le résultat immédiat en serait un trouble dans les fonctions des muscles destinés à tenir le rachis dans l'extension; ce qui nous servira à expliquer facilement les différentes espèces de courbures de la colonne vertébrale, et la vitesse incroyable avec laquelle elles se développent quelquefois.

Si le rachis ou une de ses parties dévie de la ligne droite, il faut rechercher exactement s'il n'y a pas une affection partielle des muscles d'un côté, produite par une cause quelconque, d'où peut résulter momentanément cette déviation en avant ou en arrière, sur l'un ou sur l'autre côté. Cet accident en général n'est pas aussi grave que les difformités auxquelles les vertèbres elles-mêmes prennent part.

La connaissance des vaisseaux destinés à la nutrition et à la conservation des différentes parties du rachis est une condition indispensable pour le diagnostic et la guérison des diverses maladies de cette partie. Les dissections sont encore ici le meilleur moyen de connaître ces dispositions. Ceux qui n'ont pas l'occasion de disséquer des cadavres doivent consulter les descriptions et les figures exactes que nous possédons. Nous n'avons pas, il est vrai, sur l'ensemble des artères et des veines, des figures qui puissent être comparées à celles que nous a laissées *Albinus* sur les os et les muscles, néanmoins nous trouvons dans *Haller*, *Walther*, *Wrolick*, *Loder*, *Scarpa*, *Bock*, *Breschet*, des figures des vaisseaux du rachis qu'il est le plus important de connaître.

Bock nous a fourni la description des veines profondes de la tête, du cou et du rachis, sur une échelle beaucoup trop réduite.

Il faut que nous connaissions aussi les vaisseaux situés au voisinage de la colonne vertébrale, et qui, comme troncs principaux, appartiennent à tout le corps, parce qu'en vertu de leurs fonctions naturelles ils exercent une influence essentielle sur le rachis, ou qu'aussitôt qu'ils sont affectés d'une manière morbide, ils déterminent souvent des accidens qui ont beaucoup d'analogie avec ceux que nous voyons à la suite des maladies des vertèbres, ou qui, par maintes altérations produisent des maladies de cette partie, ou bien subissent par suite des maladies du rachis, des changemens considérables et fâcheux qui sont accompagnés d'effets généraux. Nous croyons d'après cela que l'étude de ces vaisseaux est importante sous le rapport des maladies dont nous allons parler.

Ces principaux vaisseaux sont : l'aorte ascendante et descendante avec les artères intercostales et lombaires, les artères inter-vertébrales, les veines-caves, la veine-porte, la veine azygos. La connaissance des troncs principaux de ces deux ordres de vaisseaux ne suffit pas quand il est question d'affections morbides du rachis ou de maladies de ces vaisseaux mêmes, parce que les maladies de l'aorte, primitives ou secondaires, influent nécessairement plus ou moins sur tous les vaisseaux qui en naissent, et de même les altérations des veines principales occasionnent des troubles dans les fonctions qui s'opèrent en elles. Les artères, surtout les gros troncs, par leur mouvement continu, agissent sur les os, comme le prouvent les impressions qui sont produites par elles sur les surfaces osseuses. A la colonne vertébrale, nous croyons que la convexité naturelle de la région dorsale à droite, et la dépression de ces mêmes vertèbres à gauche, que nous rencontrons si constamment, doit être considérée comme un effet de la présence de l'aorte.

Les changemens morbides accidentels que nous trouvons à la colonne vertébrale, les différentes espèces de soudures des corps des vertèbres entre eux, la convexité à droite dans la scoliose, confirment assurément l'influence importante que les grands vaisseaux exercent sur le rachis.

C'est à l'étude approfondie du système vasculaire absorbant que se rattachent toutes nos notions sur l'acte nutritif et vital et sur les différens phénomènes morbides. Ce système nous explique d'une manière évidente ce qui autrefois était encore douteux et hypothétique. Nous savons que l'acte nutritif est fondé principalement sur l'intégrité des fonctions de ce système vasculaire, et que les troubles dont il est le siége se manifestent bientôt par des vices dans la nutrition. C'est surtout chez les enfans que ces vices nous frappent sous des formes diverses, parce que l'interruption de la nutrition normale à cette époque de la vie produit très vite, par des causes faciles à deviner, des effets visibles soit sur des parties individuelles, soit sur tout le corps. Cela nous conduira nécessairement à un certain nombre d'observations qui semblent être en contradiction avec ce que nous aurions dû nous attendre à trouver d'après la structure anatomique et les fonctions naturelles des parties. Nous voyons parfois que les maladies aiguës des parties qui reçoivent leurs nerfs du cordon rachidien ne se prononcent pas localement, mais seulement par des accidens sympathiques qu'il nous est facile d'expliquer par la connexion de ces nerfs avec le trisplanchnique. Ces connexions nous expliquent un grand nombre d'affections chroniques, et nous avons souvent une certitude pour les distinguer qui n'est fondée uniquement que sur la connaissance exacte des connexions des nerfs qui tirent leur origine de la moelle de l'épine. Nous voyons au contraire une foule de cas de difformités du rachis, produites par des causes diverses, sans que leur origine soit accompagnée d'un accident assez prononcé pour nous indiquer une affection morbide de la moelle épinière, des nerfs spinaux ou du grand-sympathique. Ainsi, soit que nous considérions les causes qui déterminent ces difformités diverses, ou la période de la maladie à laquelle elles se développent, ou bien soit que nous examinions la période de la vie où les malades peuvent être considérés comme guéris, nous remarquerons en général peu d'accidens qui nous fassent reconnaître, à l'origine et durant la marche de la maladie, une affection aussi remarquable de ces parties; du moins nous n'en verrons pas qui nous indiquent invariablement l'existence de la maladie. Nous rangerons ici les difformités du rachis que nous voyons à la suite du rachitisme, de l'ostéomalaxie et même de l'ulcération des vertèbres.

Nous sommes obligés d'admettre que le rachitisme ne nous est annoncé par aucun accident qui révèle une affection du cordon rachidien ou des nerfs qui en naissent ou bien du nerf grand-sympathique, et que c'est souvent la difformité elle-même qui nous montre l'existence de ce rachitisme. Les souffrances nombreuses de ces malheureux lorsqu'elles se développent peu à peu, dans le courant de leur vie, nous fournissent une image du mélange des troubles divers qui ont lieu dans différens organes du corps.

Dans l'affection du rachis due à l'ulcération des vertèbres, il n'y a pas non plus de symptômes bien remarquables au commencement de la maladie; car sans cela il serait impossible de méconnaître cette maladie dans son origine ou dans son cours, et on n'attendrait pas le plus haut degré du mal, la courbure du rachis même et la paralysie des membres inférieurs, pour être certain de l'existence du mal.

La maladie ayant cessé et la courbure étant établie, nous voyons les convalescens continuer à vivre moins difficilement que nous nous y serions attendus, d'après l'affection profonde de parties aussi importantes.

Afin d'avoir des notions claires et précises sur les différentes maladies du rachis, principalement sur les distorsions, l'inflammation et la suppuration des vertèbres, il est essentiel de connaître et d'apprécier l'état anatomique des membranes qui recouvrent le rachis, antérieurement dans les cavités thoracique, abdominale et pelvienne, ainsi que les parties qui avoisinent la colonne vertébrale. Outre le grand ligament prévertébral qui recouvre les corps des vertèbres, en s'élargissant de haut en bas, et qui leur est si intimement uni qu'il remplace le périoste et le périchondre du corps des vertèbres et des cartilages inter-vertébraux, les vertèbres dorsales sont couvertes de la plèvre; les vertèbres lombaires et le sacrum sont en rapport avec le péritoine.

La plèvre tapisse toute la cavité intérieure du thorax et forme un sac sans ouverture pour chaque poumon. Ces deux sacs des plèvres se rencontrent tant en devant qu'en arrière et forment les médiastins. Sur la colonne dorsale les deux lames de la plèvre s'écartent l'une et l'autre et forment le médiastin postérieur, dans lequel sont logés l'aorte, la veine azygos, le tronc commun des vaisseaux lymphatiques, la trachée-artère et l'œsophage, qui sont par conséquent situés hors de la plèvre.

Cette membrane séreuse adhère partout très lâchement aux parties qu'elle tapisse ; il est par conséquent facile de l'en séparer. Son tissu et sa connexion avec les parties voisines subissent de grands changemens, lorsque des affections morbides ont leur siége sur elle ou sur les parties situées dans son voisinage. Ainsi, dans l'ulcération des vertèbres dorsales, nous trouvons dans toute la circonférence de la surface affectée, par suite de la congestion sanguine plus considérable, la plèvre beaucoup plus épaissie, souvent d'une dureté cartilagineuse. Cette disposition est cause que les grandes collections de pus, provenant de la carie des vertèbres, ne peuvent pas pénétrer dans la cavité thoracique et se portent par conséquent en bas dans la direction du médiastin postérieur.

Les ligamens ou feuillets membraneux du rachis dans la cavité abdominale sont beaucoup plus variés. Nous devons compter parmi eux les huit piliers du diaphragme qui sont confondus avec le grand surtout ligamenteux antérieur, et qui naissent des première, seconde, troisième, quatrième et, dans des cas rares, des deux côtés de la cinquième vertèbre lombaire. Il faut en outre mettre au nombre des tissus recouvrant presque immédiatement la colonne vertébrale, les muscles grands et petits psoas. Ceux-ci naissant du côté du corps de la dernière vertèbre dorsale et de la première lombaire, ainsi que du grand surtout ligamenteux, ceux-là naissant du côté des quatre ou cinq vertèbres lombaires.

Le grand surtout ligamenteux est considérablement renforcé par cet appareil musculaire. Non-seulement la face antérieure, mais encore les deux faces latérales des vertèbres sont couvertes de muscles, dont l'action quelquefois nuisible peut être démontrée dans certains déplacemens du rachis.

La membrane la plus superficielle de toutes ces enveloppes est le péritoine, qui leur est uni lâchement par un tissu cellulaire. Le péritoine recouvre en outre une partie des viscères abdominaux; une partie de quelques-uns de ces viscères est située hors du péritoine, comme par exemple, le duodénum, le pancréas, les reins, les urétères, la vessie, le rectum, l'utérus, les gros troncs vasculaires et nerveux de l'abdomen.

Il faut connaître exactement cette structure non-seulement pour pouvoir expliquer une série de phénomènes qui s'observent lors des courbures du rachis, quelle que soit leur cause, mais encore pour reconnaître de bonne heure les maladies de ces parties, avant que la difformité du rachis soit établie. Cette connaissance nous expliquera par exemple pourquoi on rencontre si souvent des courbures de la colonne lombaire, déterminées uniquement par le trouble de l'influence qu'exerce les muscles sur les vertèbres; pourquoi les vertèbres lombaires, au lieu d'offrir leur convexité normale tournée vers la cavité abdominale, forment souvent une convexité en arrière, lorsque la colonne dorsale est fortement déviée sur le côté. Dès que la partie supérieure du tronc a pris une courbure irrégulière, c'est-à-dire dès que le diaphragme a subi un changement de position, les piliers de ce muscle, aussi bien que les tendons déplacés des muscles psoas, force les vertèbres lombaires à se porter en arrière dans une direction diagonale.

Des notions exactes sur cette structure nous feront entrevoir la véritable nature des abcès lombaires. Nous verrons pourquoi, dans la carie des vertèbres, le pus forme rarement un abcès près du lieu de son origine, à la face postérieure du dos ou des lombes, et pourquoi il se montre fréquemment aux parties les plus déclives du tronc, des tumeurs dont nous ignorons d'abord la véritable source.

La connaissance de toute l'étendue des fonctions naturelles des parties, pendant la vie, nous met seule à même de reconnaître la nature des troubles qui y arrivent et de déterminer leurs différens degrés. Cet art qui renferme tout notre savoir médical consiste à discerner à de légers signes le commencement et le degré des dérangemens organiques.

La difficulté de porter un jugement sur l'origine d'une maladie est d'autant plus grande que la structure anatomique est plus compliquée, et que les destinations des parties dans lesquelles il existe des troubles des fonctions naturelles sont plus variées, et que ces fonctions sont plus importantes pour l'économie animale entière et pour la conservation de la vie.

Après la tête il n'y a point de parties dont il soit aussi important d'étudier les fonctions que celles du rachis. Abstraction faite du cordon rachidien, la colonne vertébrale, dans la composition variée de ses parties, est destinée, comme point d'appui solide, à porter la tête, à servir de soutien aux côtes et à tout le thorax, ainsi qu'aux membres supérieurs, à former l'unique paroi solide de la cavité abdominale et la paroi postérieure du bassin, enfin à servir, moyennant les os coxaux, de point d'appui aux membres inférieurs.

C'est principalement sur un sujet vivant que nous reconnaissons que le rachis est destiné à contribuer à la locomotion. Il suffit de considérer la flexion et l'extension de la tête et tous les degrés des mouvemens latéraux qu'elle nous permet de faire, pour voir qu'ils sont les résultats de la grande mobilité de certaines vertèbres cervicales ou de toutes, et ainsi par degrés la mobilité moindre des vertèbres dorsales dans les mouvemens en avant, en arrière et latéralement, en tant qu'ils sont possibles. Nous pouvons de même, en connaissant la mobilité plus considérable des vertèbres lombaires, reconnaître une autre partie des destinations que doit remplir le rachis.

Pour bien reconnaître les fonctions du rachis il faut les étudier chez ceux qui ont été habitués dès l'enfance à exercer considérablement cette partie. Nous voyons l'importance du rachis dans l'action de changer la position couchée contre la position assise, sans employer les membres supérieurs, rien que par la force active du rachis, qui se conserve chez beaucoup d'individus jusque dans l'âge le plus avancé. Il faut ranger ici en outre tous les phénomènes des fibro-cartilages situés entre les corps des vertèbres.

La colonne vertébrale est apte à toutes ces fonctions lorsque l'accroissement du corps est terminé, et lorsque toutes ses parties sont arrivées sans trouble depuis leur forme primitive jusqu'à la forme parfaite. Le médecin doit connaître ce rapport naturel aussi exactement qu'il connaît tous les petits obstacles qui peuvent s'opposer au développement naturel de cette partie ; car les causes de troubles futurs, quoiqu'elles ne constituent pas encore de maladie, ne doivent pas échapper à notre attention. Il est par conséquent important que le médecin connaisse les périodes auxquelles s'éveille et se développe insensiblement chez l'enfant la faculté de mouvoir la colonne vertébrale; non-seulement parce que le retard de la manifestation de cette force inquiète les parens, mais parce que la cause de ce retard appartient au domaine de la médecine. Ainsi la colonne vertébrale et toutes ses actions doivent être le sujet de notre attention depuis la naissance jusqu'à l'âge le plus avancé.

En effet, si nous remarquons chez un enfant un retard dans les fonctions naturelles du rachis, par exemple l'impossibilité de porter la tête droite ou de la mouvoir sur les vertèbres cervicales, ce n'est pas toujours dû à une maladie de la colonne vertébrale, mais c'est souvent le résultat d'une faiblesse générale, surtout de la débilité des muscles, ou une suite grave du développement et de la pesanteur considérable de la tête, ou bien d'autres circonstances dont nous parlerons. De même, après l'âge du développement, nous ne voyons pas d'augmentation ultérieure des fonctions naturelles du rachis, mais nous remarquons plutôt que les facultés déjà acquises diminuent et se perdent. Les causes principales de ces phénomènes sont :

des écarts de régime, de mauvaises habitudes sous le rapport de la tenue du corps, de la forme des vêtemens, etc., qui gênent l'action des muscles. A l'âge viril la suppression passagère ou permanente de la faculté locomotrice de la colonne vertébrale dépend souvent des affections morbides des parties les plus voisines du rachis; savoir de l'inflammation des muscles attachés au rachis, de celle de la plèvre costale, des veines thoraciques, du péritoine, des viscères abdominaux et pelviens, ou bien d'affections chroniques de toutes ces parties, au nombre desquelles nous pouvons mettre des congestions sanguines et de violens accidens spasmodiques; différentes professions ou diverses habitudes peuvent encore produire le même effet.

Les changemens morbides que nous voyons arriver à l'épine du dos sont des vices de conformation primitive, ou les suites de vices de nutrition, dont le commencement correspond souvent à la naissance, sans causes morbifiques internes déterminées, et dont les effets persistent quelquefois pendant toute la vie; ou bien ils sont produits par des matières morbifiques, au nombre desquelles nous comptons les scrofules, le rachitis et l'ostéomalaxie. Ils dépendent aussi des troubles de la circulation, connus sous le nom de congestions sanguines, ou par de véritables inflammations et suppurations des parties du rachis ou des parties voisines de cette pyramide.

La pathologie nous fait connaître toutes ces causes et en décrit les effets. Nous savons comment ces causes agissent en général sur les os, les cartilages, les ligamens, les muscles, les tendons, les membranes, etc.; mais l'examen spécial des maladies d'une partie de notre corps conduit encore à d'autres considérations. Il faut pour bien apprécier les effets des différentes causes morbifiques sur les organes dont on étudie les maladies en particulier, avoir égard aux fonctions qui sont remplies par ces organes, parce que les mêmes causes produisent des effets différens lorsqu'elles agissent sur des parties différentes par leur nature, et par leurs usages physiologiques. D'après cela seul, les effets de causes identiques peuvent être très variés.

Les maladies auxquelles sont sujettes les vertèbres devraient être d'après la pathologie générale nécessairement les mêmes que celles que nous rencontrons sur les os de structure spongieuse; elles devraient avoir la plus grande analogie avec celles que nous observons sur les extrémités spongieuses des os longs près des articulations. Cependant ce serait une erreur de croire que la raison des différences que nous trouvons sur les diverses parties de ces os est fondée uniquement sur la texture. Les usages des extrémités articulaires des os longs sont la principale cause de l'affection plus grave de ces os, que nous ne rencontrons pas du reste sur les os spongieux.

Les mouvemens auxquels sont destinées les articulations agissent sur une étendue beaucoup plus considérable qu'on ne le pense communément, et sont cause que souvent des lésions extérieures légères ont des suites graves et presque incalculables. Cela nous fait mieux concevoir comment des commotions produisent souvent des maladies violentes aux articulations, quoique tous les autres os de même structure n'offrent pas de signe d'affection. Nous aurons occasion de voir la même chose pour le rachis. Chez les enfans dont le rachis se trouve sous l'influence des causes morbifiques, nous remarquerons les inconvéniens graves des commotions. Au commencement de l'affection des os qui composent cette tige, le rachis subit des déviations dans sa forme et sa direction normales, parce que celles-ci dépendent des plus petites altérations des parties osseuses, et qu'au moment où il s'opère des changemens sur les vertèbres, il ne peut plus exécuter ses fonctions dans toute leur étendue.

Pott a commis une erreur dans son ouvrage sur les *Courbures de l'Épine*, lorsqu'il a considéré l'affection des vertèbres dans ces maladies par analogie avec l'affection que nous remarquons sur les os spongieux au voisinage des articulations; parce qu'il compare l'altération des vertèbres dans cette maladie à celle qu'on a souvent occasion d'observer sur les extrémités des os longs dans les tumeurs blanches. Mais nous trouvons des effets différens produits par les mêmes causes morbifiques, lorsqu'elles agissent sur les fibro-cartilages ou sur les cartilages dont sont encroûtées les parties articulaires des os, quoique la pathologie générale ne nous l'indique pas. Nous trouverons les mêmes différences pour les muscles, parce que nous rencontrons des différences plus grandes des appareils musculaires dans la région des articulations et au voisinage des vertèbres, quoiqu'ils soient tous destinés aux mêmes usages.

Une autre différence essentielle à connaître, portant sur les effets dus aux mêmes causes morbifiques exercées sur des parties qui semblent être de même nature, est celle qui est déterminée par la différence de l'âge. Les effets des mêmes causes morbifiques doivent nécessairement être autres quand elles agissent sur des parties qui sont encore éloignées de leur perfection que quand ces parties se rapprochent de l'époque où elles sont parfaitement développées.

Les maladies du rachis appartiennent principalement à l'enfance. Il faudra donc, pour pouvoir déterminer exactement les suites des causes morbifiques, comprendre dans notre jugement sur la présence actuelle de la maladie et sur ses degrés le développement des parties propre aux différentes périodes de la vie, dans lesquelles elles sont affectées. Les difficultés qu'il y a de reconnaître exactement la nature, l'étendue et les différens degrés des maladies de l'enfance, et principalement dans l'âge de l'évolution, sont connues de tous les médecins.

Les obstacles au développement général des formes du corps sont nombreux; c'est pourquoi il est difficile de déterminer la période à laquelle il est achevé dans chaque individu. Le corps peut offrir beaucoup de signes d'évolution achevée; l'âge et plusieurs phénomènes peuvent nous faire croire que le développement est terminé dans toutes les parties, tandis que nous voyons chez beaucoup de personnes des phénomènes qui doivent être considérés comme résultant des maladies d'évolution. Ce serait une entreprise aussi importante que difficile à faire, dans le sens médical, qu'une histoire de l'évolution avec les caractères des principales maladies qui lui sont propres. C'est, pour ne laisser aucune lacune dans la considération des causes qui produisent les changemens morbides du rachis que nous avons cité les vices de l'organisation primitive.

Meckel a sans contredit le grand mérite d'avoir traité cette branche importante de l'anatomie pathologique, d'après des vues entièrement neuves, avec la supériorité qui lui est propre et en se basant sur une grande série de faits. *Henke* et *Lucæ* ont aussi publié sur le même sujet des monographies intéresantes.

Les différentes maladies que nous observons comme résultats d'un vice de conformation se rencontrent souvent. *Meckel* commence avec raison par les déviations de forme, parce que celles-ci sont d'une haute importance dans la pratique. Un résultat très heureux obtenu par l'investigation infatigable des anatomistes est que les différentes difformités observent sous le rapport du degré de déviation organique une certaine règle, malgré leur variété infinie. Pour ce qui concerne les organes des sens, Sœmmering a fait remarquer, il y a long-temps, qu'il existe même dans les monstruosités une gradation et un ordre progressif naturel. C'est ce que nous trouvons aussi pour les difformités qui affectent le rachis.

Quoique cela soit très certain et quoique nous connaissions les différentes formes extérieures des vices congéniaux, nous sommes néanmoins toujours incertains sur la structure intérieure et la manière dont s'opère la vie dans les parties difformes. *Meckel* combat, par des argumens très forts, l'assertion émise par *Treviranus*, que tous les monstres sont organisés à l'intérieur, aussi bien que le degré de la difformité extérieure le comporte; qu'il se montre chez tous une tendance de la force formatrice de produire un organisme aussi parfait que possible.

Notre ignorance sur la structure intime et sur la vie particulière des parties affectées de difformités, devrait peut être nous empêcher de faire des tentatives pour obtenir la guérison de ces vices, quoique leur apparence extérieure semble les destiner à être un des principaux objets de l'art.

Les différences des vices qui appartiennent à la nutrition des parties nous sont aussi peu connues que les causes qui les produisent. Si nous possédions ces connaissances nous nous trouverions souvent dans le cas de pouvoir obvier à de grandes affections, dès leur principe. Il faudrait, sous ce rapport, que nous connussions surtout les lois de la faculté assimilatrice, et dans les différentes périodes de la vie. Il faudrait connaître aussi les influences qui nuisent à cet acte, afin de bien entrevoir dans leurs causes toutes les suites fâcheuses des vices de nutrition.

Nos vues générales sur les différens vices de nutrition, telles que nous les fournit la pathologie générale, doivent nous suffire jusqu'à ce que des faits nous fassent arriver à des signes diagnostiques plus exacts qui nous apprennent à reconnaître ces vices par leurs causes.

La pathologie considère les vices de cette espèce, et qui portent sur tout le corps, ou sur une partie, c'est-à-dire qui n'affectent que certaines parties, comme s'exprimant toujours par un défaut, ou par un excès de nutrition. Si l'acte de la nutrition ne peut cesser, tant que dure la vie, et s'il persiste, quelque faiblement que ce soit, même dans les maladies, il se borne, après l'entier accroissement, à la conservation des parties. Dans l'enfance au contraire, nous avons à considérer, indépendamment du remplacement continuel des parties devenues inutiles au corps, l'addition constante de substances nouvelles.

Les causes qui restreignent la nutrition échappent souvent à notre observation, surtout dans le premier âge, parce qu'elles sont d'abord insignifiantes en apparence et difficiles à distinguer. On ne peut nier cependant que nous ne remarquions des vices dans cet acte quelquefois au bout de quelques mois après la naissance, et qui nous frappent surtout chez des enfans qui viennent au monde bien nourris, qui continuent à être bien nourris pendant plusieurs mois et qui commencent alors à maigrir, sans cause connue. Souvent nous remarquons ce phénomène sur les tégumens généraux; la peau devient pâle et flasque, nous y trouvons un grand nombre de glandes sébacées altérées. Cette altération de ces follicules se manifeste surtout dans la région de la nuque et du dos, de même que sur les régions dorsales et lombaires. Les membres inférieurs sont aussi les parties du corps sur lesquelles les vices de nutrition se manifestent d'abord.

Le diagnostic des véritables causes de ce vice devient surtout difficile, en ce que souvent toutes les autres fonctions de la vie paraissent s'exécuter régulièrement et que différentes parties ne se montrent pas en retard, du moins visiblement dans la nutrition.

Les principales causes qui déterminent les vices de nutrition consistent soit dans des troubles des fonctions des différens systèmes vasculaires, soit dans des congestions morbides du sang vers certaines parties du corps, ou bien ils dépendent d'un trouble de l'influence de l'encéphale, du cordon rachidien et des nerfs sur les fonctions naturelles des parties, ou enfin ils peuvent se rapporter à un état maladif de certains viscères, et particulièrement de leur hypertrophie morbide.

Les troubles dans l'acte de nutrition qui dépendent des défauts dans les fonctions des vaisseaux méritent tout notre intérêt.

L'acte de nutrition parfaitement uniforme dépend principalement de la coïncidence exacte des fonctions de tous les systèmes vasculaires; nous devons par conséquent fixer toute notre attention sur les troubles des systèmes en particulier, parce que l'exaltation morbide d'un système vasculaire doit entraîner un trouble dans cet acte, par cela même que cette exaltation n'est pas uniforme. Le nombre de vaisseaux, infiniment plus grand, que nous trouvons en activité chez les enfans comparativement aux adultes, contribue sans doute à ce que cet âge soit plus sujet aux troubles dans les fonctions de ces vaisseaux.

Les dérangemens qui ont lieu par exemple dans les fonctions d'un grand nombre de vaisseaux artériels sont facilement compensés par le nombre de vaisseaux plus considérable de la même espèce qui continuent leurs fonctions, et de la sorte l'acte vital naturel peut être rétabli après une courte interruption. La même chose existe pour tous les autres systèmes vasculaires.

C'est sur cette infinité de vaisseaux, dont le nombre diminue de plus en plus avec l'âge, que sont fondés les caractères principaux de l'enfance, époque de la vie où les vices organiques disparaissent souvent en peu de temps, qu'ils soient généraux ou partiels.

Les troubles dans l'acte nutritif, lorsqu'ils sont la suite

de congestions sanguines morbides vers certaines parties du corps, se rencontrent souvent chez les enfans. Il est facile d'en deviner les suites, parce que dans ce phénomène morbide une partie du sang est en quelque sorte enlevée à la circulation générale, et que l'état que nous nommons stase du sang est bien déterminé. Nous trouvons que les enfans qui naissent avec une forte tête ont, par suite de cette conformation primitive, des congestions sanguines vers cette partie et offrent communément une nutrition inégale des autres parties du corps. La même chose a lieu lorsque ces congestions se manifestent sur quelque organe de la poitrine ou de l'abdomen. Il n'y a pas de doute non plus qu'une foule de vices de nutrition ne dépendent de troubles de l'influence du cerveau, de la moelle de l'épine et des nerfs. C'est ce qui est prouvé par certains phénomènes morbides, et par des expériences faites sur des animaux vivans.

Ces dérangemens morbides dans une des parties mentionnées, de quelque manière qu'ils se forment, seront toujours suivis de troubles dans la nutrition des parties.

Chez les enfans nés avec une tête grosse et une prédominance de l'encéphale et qui, pour cela, sont très précoces sous le rapport des facultés intellectuelles, on ne trouve ordinairement pas d'autre partie dont le développement marche de pair avec celui de la tête et de l'encéphale. Il est certain que cette disposition du cerveau exerce une influence nuisible sur le développement du corps ; c'est ce que nous voyons par exemple sur le rachis, par le retardement de son développement et de ses fonctions. Nous ne pouvons pas démontrer par des faits directs quelles sont les suites d'un développement anticipé de l'encéphale sur la moelle de l'épine ; car nous ne savons pas si un développement précoce de l'encéphale est accompagné d'un semblable développement de la moelle épinière, ou bien si celui-là nuit à celui-ci. Il y aurait encore de belles recherches à faire sous ce rapport. Nos connaissances ne sont pas plus précises sur l'influence que le cordon rachidien exerce sur la nutrition ; mais des phénomènes morbides et beaucoup d'autres motifs peuvent nous la faire admettre sans restriction.

Nous savons encore bien moins quelle influence le développement extraordinairement rapide de l'encéphale exerce sur les nerfs qui naissent de lui et du cordon rachidien, et pourtant il serait nécessaire d'en avoir les notions les plus exactes pour apprendre à connaître, avec quelque certitude, les dérangemens qui proviennent de ces sources.

Nous connaissons les influences des dispositions morbides visibles des viscères thoraciques, des vices du cœur et des poumons sur l'acte de nutrition. Nous savons aussi que l'hypertrophie considérable d'un viscère abdominal, par exemple du foie, de la rate, des reins, etc., quand elle a lieu dans l'enfance, a les mêmes suites. Mais nous savons cela si imparfaitement que si nous ne remarquons point de grands changemens sur toutes les parties mentionnées, nous ne reconnaissons qu'avec peine, par ces causes, les phénomènes morbides dans la nutrition uniforme.

Lorsque des vices généraux, quelle que soit d'ailleurs leur cause, se sont introduits dans la nutrition, il est difficile de trouver la partie sur laquelle ils produisent le plus d'effet. Les suites seront d'autant plus graves, que l'affection principale portera sur des organes plus importans pour l'économie animale et la vie; c'est pourquoi la tête et le rachis devront toujours être le principal objet de nos recherches.

Les causes indiquées exercent une influence décidée sur les différentes maladies du rachis, en ce qu'elles sont suivies de vices dans la nutrition de toutes les parties dont il est composé. La particularité des difformités de cette tige osseuse dues à cette circonstance est si considérable, que nous ne devons absolument pas les confondre avec d'autres difformités qui sont le résultat de matières morbifiques intérieures, par exemple de la maladie scrofuleuse et rachitique.

En retraçant cette espèce particulière de difformités nous insisterons sur les suites des vices de nutrition dans les différentes périodes de la vie, en indiquant les autres causes qui souvent ne déterminent que le degré de la difformité, mais qui ne constituent pas toute la cause : ainsi les écarts de régime, les mauvaises habitudes, les vêtemens et d'autres causes extérieures exercent souvent des effets considérables sur le rachis, seulement lorsque leur action a été précédée ou accompagnée de vices dans la nutrition des parties.

Dans l'enfance, les vices de nutrition produisent les suites les plus fâcheuses et les plus visibles sur le rachis, lorsqu'il vient s'y joindre des causes extérieures légères qui favorisent le développement de ce mal. Dans l'âge des évolutions organiques le nombre des causes extérieures augmente, lors même que les suites des influences fâcheuses sur l'acte de nutrition diminuent. A l'âge viril, où les limites de l'acte nutritif sont restreintes, il y a beaucoup de circonstances extérieures qui, par leur durée, plus rarement par l'intensité avec laquelle elles agissent, sont cause que la nutrition est plus bornée partiellement, et surtout au rachis; cela nous explique la formation des difformités de cette partie, qui se rencontrent chez différens artisans, etc.

L'opposé du défaut de nutrition est l'excès. Ce vice se

remarque plus rarement sur le rachis et les parties qui le composent, quoiqu'il ne soit dû alors qu'aux causes qui le déterminent en général sur les autres parties.

Ces causes résultent en partie des usages du rachis et des mouvemens continuels que la colonne vertébrale est obligée d'exécuter, en partie du rapport intime où elle se trouve avec les organes les plus importans à la vie, comme le cœur, l'aorte, les poumons, tous les viscères abdominaux; et quoique les vaisseaux nutritifs de cette partie prennent leur origine si près de la source de la vie, le mouvement plus rapide du sang et la chaleur plus considérable qui l'accompagne empêchent la sur-nutrition des parties.

On est très disposé à considérer presque tous les vices de nutrition chez les enfans, et une grande série de maladies auxquelles ils sont sujets, comme une suite de troubles apportés aux fonctions du système lymphatique, et l'on désigne cette maladie par le nom de scrofules, ou du moins on la regarde comme l'effet d'une disposition scrofuleuse. Si on abuse de la première dénomination, on peut dire de l'autre qu'elle n'est pas fondée sur une idée bien déterminée. Si l'on parle de disposition scrofuleuse, dans le sens qu'on y attache souvent, on ne désigne proprement qu'un état idéal auquel on peut donner une signification si étendue et si générale, qu'elle n'exprime rien de bien déterminé; car ce que l'on nomme disposition scrofuleuse, que l'on reconnaît à l'aspect extérieur, à différens accidens morbides peu importans, à l'irrégularité dans le développement, etc., doit être considéré déjà en lui-même comme maladie scrofuleuse.

Si l'on ne peut nier que des vices sensibles de nutrition, surtout chez des enfans, dépendent de troubles dans les fonctions des vaisseaux absorbans, ce n'est nullement l'affection idiopathique de cet ordre de vaisseaux et des glandes qui leur appartiennent d'où la maladie dépend uniquement; et je crois que nous ne sommes pas autorisés pour cela à donner le nom de maladie scrofuleuse à tous les phénomènes morbides que nous observons chez les enfans.

Nous allons considérer l'affection du système absorbant sous les deux points de vue suivans : 1° sous le point de vue de l'affection primitive des vaisseaux absorbans et de leurs glandes, et 2° sous celui de leur affection secondaire. Dans le premier cas, les changemens morbides que nous observons chez les malades partent du système absorbant même; dans l'autre, l'affection de ce système est déterminée par des affections morbides du corps qui précèdent celle-là. Nous rencontrons ces deux différences dans la nature, et nous pouvons les distinguer à leurs particularités.

Nous ne pouvons pas donner de définition précise de la

maladie scrofuleuse; car on considère comme effets de cette maladie un grand nombre de phénomènes morbides qui ne lui appartiennent pas. Ce n'est pas bien caractériser la maladie que de la représenter comme un gonflement chronique des ganglions lymphatiques, ayant sa source dans un vice de la lymphe, parce que nous rencontrons assurément un grand nombre d'engorgemens de ganglions lymphatiques accompagnés d'indurations, que nous ne sommes pas pour cela autorisés à nommer scrofules, et parce que, partout où nous trouvons des troubles dans le système des vaisseaux lymphatiques et dans leurs glandes, nous ne sommes pas obligés de croire que de là doivent résulter spontanément des troubles dans la composition des humeurs qu'ils contiennent. Le caractère de la maladie scrofuleuse ne paraît donc pas consister dans les changemens organiques des vaisseaux et des ganglions lymphatiques. La maladie est produite par une cause spécifique que nous ignorons. Ce que nous savons positivement, c'est que l'affection scrofuleuse exerce une influence particulière sur tout le corps; qu'il est facile de la reconnaître à son aspect, qui a été très exactement décrit, mais nous sommes dans l'ignorance de la véritable nature de la cause de cette maladie. Ce que nous connaissons de particulier sur elle, c'est que nous la trouvons constamment répandue sur tout le corps des malades.

Nous pouvons rencontrer sur quelques parties du corps l'altération des glandes, par exemple, dans le bas-ventre, au cou, dans les aines et les aisselles; mais nous remarquerons en même temps l'engorgement sur toutes les glandes accessibles au toucher, et de cette manière seule il est possible que les scrofules impriment aux organes un caractère visible à l'extérieur.

La maladie se développe tantôt plus vite, tantôt plus lentement. Dans le premier cas, nous la voyons d'une manière incontestable dans l'engorgement de toutes les glandes, surtout aux parties dénommées, et souvent une difformité visible du corps dépend du développement subit et extraordinaire des glandes aux endroits indiqués; ou bien la maladie se développe lentement, et le toucher seul nous met à même de reconnaître d'une manière distincte l'engorgement morbide insensible.

L'engorgement des glandes et l'augmentation de leur masse, visible et sensible au toucher, nous indique toujours un développement morbide, que nous désignons ordinairement sous le nom d'obstruction des glandes. Si à cette dénomination on attache l'idée d'imperméabilité des vaisseaux des glandes, cela se réduit à une croyance surannée qui a été réfutée victorieusement. La preuve de l'inexactitude des idées sur les obstructions des glandes, se trouve dans la possibilité d'injecter leurs vaisseaux, nonobstant le gonflement et l'induration des parties, et de pousser du mercure dans les glandes. Cela prouve aussi que, malgré l'engorgement et la dureté de ces glandes, les humeurs peuvent encore les traverser; mais il est facile de croire, par suite de cette disposition, et vu la dilatation des vaisseaux lymphatiques dans cette maladie, que le séjour insolite des humeurs dans les vaisseaux mêmes et dans les glandes doit altérer bientôt leur nature. Les effets de la maladie scrofuleuse sont, comme la maladie elle-même, répandus sur tout le corps; la peau, le tissu cellulaire, les muscles, subissent par là des altérations qui impriment un caractère général et bien marqué à la physionomie des personnes qui sont affectées de cette maladie.

Les altérations produites par cette maladie se rencontrent dans tous les organes, et elles ont été démontrées par des autopsies cadavériques exactes; il est facile, par conséquent, de nous expliquer la grande série de troubles dans les fonctions que nous trouvons chez ces malades.

C'est sur le périoste que cette altération se manifeste en premier, quoiqu'elle se prononce aussi par le gonflement des extrémités des os longs et de tous les os dont le tissu est purement spongieux. Ce serait une erreur de croire que, dans la première période de la maladie scrofuleuse, le gonflement que nous trouvons autour des articulations est uniquement la suite de l'augmentation de volume des os mêmes; parce que tout examen des parties, fait à cette période de la maladie, nous apprend que l'état de relâchement de la peau, du tissu cellulaire, des expansions aponévrotiques, des ligamens articulaires et du périoste, ont la principale part à cet engorgement des os. C'est pourquoi, au commencement de cette maladie, nous remarquons, chez ceux qui peuvent encore se servir de leurs membres, un commencement de gêne apportée à cette faculté, et chez des enfans plus petits nous voyons que cette faculté se manifeste plus tard.

Au rachis, l'influence de ce mal se reconnaît à la difficulté ou à l'impossibilité qu'éprouvent les malades à redresser leur colonne vertébrale, et, aux membres inférieurs, à la gêne ou à l'impossibilité de leurs mouvemens réguliers et précis. Nous voyons la même chose aux membres supérieurs, sous le rapport de l'action de toucher et de saisir les objets avec les mains.

L'effet d'une action plus intense de la cause des scrofules sur les os est l'inflammation, et, par là, elle se distingue essentiellement du rachitisme. Du moment où le périoste subit des altérations distinctes, comme effets des scrofules, il doit également survenir des changemens aux os dont il est l'organe de nutrition; cela ne peut pas être contesté; mais les changemens qui s'opèrent dans les os, avant qu'ils ne passent à l'état d'inflammation, ne sont pas encore démontrés exactement.

On décrit les os parvenus à cet état de ramollissement, qui est admis par Baillie et Meckel, comme l'image des altérations dans la maladie scrofuleuse. Pott avait la même opinion, comme il est facile de le voir par ses premières remarques sur la maladie du rachis accompagnée de la paralysie des membres inférieurs. Cette opinion est encore celle de beaucoup de médecins.

L'effet des scrofules sur les os est leur inflammation et leur suppuration. Nous reconnaissons ce phénomène, moins par les accidens propres de l'inflammation qui a lieu comme suite des scrofules sur les os, que par leur suppuration.

Cependant la période inflammatoire nous échappe facilement, et, dans la plupart des cas, nous ne trouvons pas de pus comme effet consécutif; ce qui ne prouve nullement qu'il n'y a pas eu d'inflammation dans les os. L'inflammation a lieu telle qu'elle peut se développer dans des parties aussi altérées que le périoste, les os et les parties environnantes le sont en effet dans la maladie scrofuleuse. Ces phénomènes font partie des signes caractéristiques de cette maladie, et méritent notre attention particulière, si nous voulons bien juger de la présence incontestable de la maladie scrofuleuse.

Nous trouvons diverses altérations, principalement chez les enfans, qui, par leur forme extérieure, par les accidens dont elles sont accompagnées, ont une grande analogie avec les phénomènes que nous observons comme effets de l'affection primitive des vaisseaux lymphatiques, quoique l'étude plus exacte de la maladie et des accidens que nous observons exprime une différence essentielle de ces deux constitutions morbides.

Nous trouvons souvent que les glandes des enfans, accessibles à notre toucher, sont engorgées avec dureté, et plusieurs phénomènes nous autorisent à admettre une modification morbide de la lymphe. Nous trouvons des altérations sur des parties individuelles du corps, comme dans la maladie scrofuleuse, lesquelles s'étendent à la peau, aux muscles, etc. Nous observons des phénomènes qui ne nous laissent aucun doute que les os n'aient subi des altérations qui ont en général de l'analogie avec celles que nous voyons à la suite de la maladie scrofuleuse; et, malgré tout cela, nous ne sommes pas en droit de considérer la maladie comme un effet de l'affection scrofuleuse.

Les différences de ces phénomènes sont si considérables,

que nous ne pouvons hésiter à faire une distinction essentielle entre l'affection primitive et secondaire des vaisseaux lymphatiques; car la circonstance que, dans cette affection, des vaisseaux lymphatiques n'ont pas l'aspect particulier qui les distingue dans la maladie scrofuleuse, nous prouve déjà que la maladie n'est pas répandue sur tout le corps. Nous trouvons des vices de nutrition; mais ils ne sont ordinairement que partiels, sans que l'affection soit exprimée sous une forme extérieure générale, de même que nous trouvons l'engorgement des glandes borné seulement à de certaines parties. Les changemens que nous observons sur différens organes du corps, dans cette espèce d'affection du système lymphatique, se manifestent plus ou moins bien sur de certains organes. Ils sont de telle nature, que nous sommes autorisés à les considérer comme le résultat de l'affection des vaisseaux lymphatiques; mais ils diffèrent considérablement de ceux que nous rencontrons à la suite de l'affection primitive des viscères individuels; et, en examinant la chose de plus près, nous serons toujours plus ou moins à même de découvrir que l'affection morbide des viscères est plutôt la cause que l'effet de l'affection des vaisseaux lymphatiques.

Les os ne nous offrent point de changemens qui nous

décèlent un mode particulier de déviation de leur structure naturelle; nous ne les trouvons ni enflammés, ni passés à l'état de suppuration. Nous pouvons y voir aisément que leur nutrition a souffert, et lorsque c'est d'eux que dépend la détermination de la forme de la partie, comme au rachis, les changemens que nous remarquons aux vertèbres sont d'une nature particulière. Nous rencontrons ces phénomènes aussi hors de l'enfance, à un âge où la maladie scrofuleuse ne se voit plus communément.

Ces différences suffiront pour établir la distinction des affections du système lymphatique en primitives et en secondaires; car si, dans la maladie scrofuleuse, nous voyons l'affection du corps partir du système des vaisseaux et des ganglions lymphatiques, nous trouvons l'inverse dans les changemens morbides qui viennent d'être décrits, savoir que l'affection de certaines parties individuelles du corps, précède et détermine les troubles dans les fonctions du système lymphatique.

Les causes qui produisent communément ces affections secondaires des vaisseaux lymphatiques, peuvent consister en troubles des fonctions des artères et des veines, dans le trouble de l'influx nerveux, ou dans les affections morbides d'autres organes.

Nous mettons au nombre de ces causes : la distribution inégale du sang, par suite d'une disposition congéniale ; une augmentation morbide de l'afflux de ce liquide vers les différentes parties du corps, soit vers la tête ou la poitrine, soit vers la cavité abdominale. Nous trouvons en effet souvent que le grand développement de l'encéphale est la cause naturelle d'un afflux de sang plus considérable vers cette partie, avec un développement peu étendu des autres parties du corps, et avec tous les signes d'une affection du système absorbant. Après la tête, le bas-ventre mérite la plus grande attention, parce qu'il renferme les organes les plus importans de la nutrition, qui sont surtout très actifs dans l'enfance, et attirent surtout le plus le sang, phénomène qui est encore favorisé par les écarts de régime.

Lorsque c'est le développement de l'abdomen ou celui de quelques-uns de ses viscères qui est suivi de troubles dans les fonctions des vaisseaux lymphatiques, alors les phénomènes ressembleront bien plus à ceux que nous voyons survenir à la suite de la maladie scrofuleuse, savoir : un état exsangue des parties extérieures, l'amaigrissement de tout le corps avec un ventre ballonné, plus ou moins dur au toucher, etc. ; mais nous trouvons constamment que les signes généraux et particuliers de la maladie scrofuleuse, répandus sur tout le corps, manquent.

On ne peut pas révoquer en doute qu'il n'y ait, sous ces rapports, des vices de composition des humeurs charriées par les vaisseaux lymphatiques, parce que nous sommes toujours en droit de les soupçonner là où il y a un trouble dans les fonctions naturelles des parties; mais l'espèce d'altération spécifique de ces humeurs, sur laquelle paraît être fondé le phénomène de la propagation de la maladie scrofuleuse sur tout le corps, n'a certainement pas lieu dans l'affection secondaire des vaisseaux lympathiques.

La pression éprouvée par les vaisseaux et les ganglions lymphatiques, à la suite de changemens morbides préalables d'autres parties du corps, est souvent la seule cause de leur affection. La pression mécanique exercée sur les lymphatiques par des artères et des veines trop pleines, lorsqu'elle a lieu dans une grande étendue, doit nécessairement troubler leurs fonctions. L'hypertrophie d'un organe voisin doit être accompagnée des mêmes effets.

La tendance de l'art à guérir l'affection secondaire des vaisseaux absorbans et ses effets sur le corps devra, par conséquent, avoir pour but d'abolir les congestions morbides du sang, et de rétablir la distribution uniforme de ce liquide; et nous avons, pour atteindre ce but, outre le régime convenable, plusieurs autres moyens, sans parler de ceux qui sont recommandés pour la guérison de la maladie scrofuleuse.

Nous rencontrerons souvent dans la pratique, des maladies où la constitution des malades sera de nature à nous autoriser à considérer le mal comme un effet des scrofules ; quoique les troubles que nous trouvons dans le système absorbant ne soient pas la cause, mais seulement l'effet d'une affection antécédente dans d'autres parties du corps.

Ces différences, et les difficultés d'un diagnostic exact, dépendent de la période de la maladie à laquelle nous sommes consultés par les malades. Nous appuierons cela de faits.

Souvent il se forme des courbures de l'épine du dos, surtout par une carie des vertèbres, dont nous ne voyons pas les premiers commencemens, parce que les malades n'offrent pas encore des signes d'une affection aussi profonde. Par la suite, nous voyons des troubles dans les fonctions du système des vaisseaux absorbans, provenant de la courbure et de la pression exercée par ce système vasculaire même, circonstance qui peut nous engager à regarder le mal comme une suite pure et simple de la maladie scrofuleuse.

Nous avons eu occasion plusieurs fois d'observer des courbures du rachis, à la suite de la carie des vertèbres, chez des enfans qui antérieurement étaient si sains et si bien nourris qu'il était impossible de soupçonner chez eux la présence de l'affection scrofuleuse. La maladie s'était formée à la suite de violences extérieures, et n'avait été perdue de vue, dans sa première période, que parce qu'immédiatement après la violence extérieure elle n'avait été accompagnée d'aucun des symtômes prédominans que nous trouvons à la maladie scrofuleuse, surtout vers l'abdomen, savoir : son ballonnement et sa dureté avec amaigrissement de tout le corps, principalement des membres inférieurs.

Aucun chirurgien ne peut dire, dans ces circonstances, que la maladie scrofuleuse doit être considérée comme cause de la carie des vertèbres; et il ne serait pas plus inexact de donner le nom de scrofule aux phénomènes que ces malades offriront plus tard, quoiqu'ils aient beaucoup d'analogie avec elle; car la lésion des fonctions des vaisseaux et des ganglions lymphatiques est ici secondaire, et doit être considérée comme la suite naturelle des divers troubles que l'affection des vertèbres détermine.

Nous aurons occasion plus tard d'indiquer ces différences.

Nous considérons en général comme effets du rachitisme sur les os la circonstance que leur dureté naturelle diminue peu à peu, par suite de la marche chronique de la maladie; car lorsque ce mal dure long-temps, nous trouvons les os mous et flexibles. Le rachitisme affecte les os de tout le squelette, quoiqu'il soit rare que tous soient attaqués d'une manière uniforme; car nous avons, chez les individus qui ont précédemment été rachitiques, quelques os plus visiblement affectés que d'autres, quoique nous trouvions sur tous ces individus des traces de l'ancienne maladie. Mais nous ne trouvons jamais un os affecté par place, le reste de l'os étant parfaitement sain et sans altération.

La maladie affecte les parties compactes aussi bien que les parties spongieuses de l'os, et c'est d'ordinaire la partie spongieuse des os longs, dans la région des articulations, qui, dans son état de ramollissement, nous offre ordinairement les premiers signes de l'existence de ce mal.

Nous ne pouvons pas révoquer en doute que les autres os du squelette, uniquement composés de tissus spongieux, ne soient modifiés par le rachitisme; cependant, après le rachis, les parties spongieuses des os longs sont celles qui portent le plus les marques de cette maladie.

Les vertèbres diffèrent des os purement spongieux, sous le rapport du changement de forme que nous trouvons sur le rachis à la suite du rachitisme; parce qu'étant unies entre elles, il en résulte un tout, par la continuité de leur périoste dont les grands ligamens antérieur et postérieur leur tiennent lieu. Le ramollissement des os dans le rachitisme est d'une nature particulière et ne peut être comparé à l'état de l'ostéomalaxie, quoiqu'il lui soit analogue.

Nous voyons que parvenus à cet état morbide les os ne peuvent pas résister à l'action des muscles, à l'endroit où ceux-ci s'attachent; qu'ils cèdent à l'action de ceux qui, dans leur exercice, ne sont pas balancés par des antagonistes de même force, de sorte que la déviation de leur forme est déterminée en général par l'action continue des muscles plus forts.

Nous voyons ces effets sur tous les os du squelette, sur lesquels n'agit aucune autre force que celle des muscles.

Lorsque le mal a atteint son plus haut degré, on ne peut plus déterminer, surtout pour les os longs, la forme qu'ils prennent par suite de leur altération; parce qu'à cet état de ramollissement, les grands muscles ne sont plus les seuls qui déterminent les déviations de forme de ces os, et que le changement de forme de ceux-ci semble même dépendre des petits muscles et des faisceaux musculaires particuliers et de leurs points d'insertion, par quoi les os se contournent souvent de la manière la plus singulière.

La mobilité du corps et des parties qui sont affectées de rachitisme n'est en général pas restreinte, ou si elle est bornée cela dépend de la faiblesse générale, surtout des muscles.

On trouve, à cet état, le périoste gonflé, ses vaisseaux plus injectés que de coutume, et les os par conséquent contenant plus de sang.

Mais ce phénomène ne nous autorise pas à conclure qu'il y a exaltation des propriétés vitales de ces parties pendant la durée du rachitisme, à un degré tel que dans les organes absolument nécessaires à la vie et à la nutrition elles s'y montrent plus développées; il faudrait pour cela que nous remarquassions sur les os des rachitiques des phénomènes tout autres que ceux que nous rencontrons communément dans cette maladie, où nous devrions trouver une augmentation de poids dans la masse osseuse, et nous observons l'inverse.

Tout phénomène qui se montre comme une exaltation de l'acte vital ne doit pas toujours être considéré comme tel. Cela ne peut surtout pas être dit de la quantité des vaisseaux sanguins d'une partie isolée, attendu que l'acte de la vie, de la nutrition et de la conservation des parties exige qu'il y ait un rapport exact entre les fonctions des organes qui président à cet acte.

L'analyse chimique des os rachitiques nous démontre qu'ils ne présentent pas toujours le même rapport d'acide phosphorique et de terre calcaire, parce qu'ils en ont tantôt trop, tantôt trop peu. Le rapport de la substance animale et des principes terreux des os varie également. En effet nous trouvons celle-là tantôt considérablement augmentée, tantôt déviant absolument de la structure normale; quelquefois elle est moindre et, dans tous ses rapports, nous trouvons les os mous et flexibles. En admettant même que les différences des résultats de l'analyse chimique des os rachitiques dépendent de la différence de la période de la maladie à laquelle ils ont été examinés, ainsi que de la différence du degré d'action de ce vice de nutrition, il y a d'autres observations qui prouvent que, dans l'état actuel de la science, nous ne sommes pas en état de juger quelles sont les suites déterminées par la dépravation de l'acte vital dans les différentes parties du corps.

Nous ne pouvons pas soutenir, comme le prouve la diversité des résultats de nos expériences, que nous avons approfondi l'essence du rachitisme; nous savons seulement qu'il faut le considérer comme la suite d'un vice de nutrition des os, sans en placer la nature particulière dans le vice seul de l'addition des principes calcaires des os.

Nos données ne sont pas plus précises sur les causes qui produisent le rachitisme. Outre la disposition héréditaire provenant de parens qui ont été rachitiques, scrofuleux ou syphilitiques, ou d'une disposition provenant du lait d'une nourrice autrefois rachitique, on place parmi les causes du rachitisme, les vices de nutrition pendant la première enfance. On fait dériver le rachitisme d'un excès de nutrition par le lait de la mère ou d'une nourrice, ou d'un allaitement trop prolongé; d'acidités auxquelles les enfans sont souvent sujets par suite d'écarts de régime; d'une alimentation trop copieuse outre le lait de la mère; du séjour dans des demeures malsaines; de vêtemens qui compriment le bas-ventre ou gênent d'une autre manière; de vices d'éducation en général; de maladies exanthématiques auxquelles les enfans sont très souvent sujets; de suppression de ces exanthèmes; de vers; d'une dentition difficile; de convulsions fréquentes qui ont lieu avec cette dernière ou sans elle; de chutes faites par les enfans, et dans lesquelles des viscères importans ont été lésés, etc. En un mot, il est impossible d'indiquer le grand nombre de causes qui ont déjà été accusées d'avoir déterminé et de déterminer le rachitisme: il serait par conséquent pardonnable d'avoir omis une ou plusieurs de ces prétendues causes, parce que chacune d'elles a été indiquée, combattue, réfutée, et adoptée de nouveau comme cause suffisante du rachis; en ce qu'on voit le rachis se développer sous l'influence saillante d'une ou de plusieurs des causes dénommées, et qu'on trouve au contraire, malgré la présence incontestable de beaucoup d'autres causes, les enfans parfaitement sains et n'offrant aucun signe d'un mal aussi considérable et aussi grave.

Il sera facile de démontrer qu'une ou plusieurs des causes mentionnées déterminent des vices de nutrition en général; mais il sera difficile ou impossible d'expliquer la production d'une matière morbifique aussi spécifique que celle à laquelle nous attribuons les changemens dans le rachitisme.

Nous n'avons pas encore trouvé la solution du problème, comment ces diverses causes et les vices les plus différens qui ont lieu dans la nutrition des enfans produisent la matière morbifique particulière à laquelle nous donnons le nom de rachitisme. Il est vraisemblable cependant que plusieurs des causes indiquées peuvent être considérées comme suffisantes pour déterminer l'espèce de vice de nutrition du corps que nous désignons sous le nom de rachitisme; mais nous ignorons la manière dont cela se fait, et nous ne savons pas si quelques-unes de ces causes suffisent pour former à elles seules cette matière morbifique spécifique.

D'après les phénomènes que nous observons sur les os, à la suite du rachitisme, nous sommes autorisés à admettre que cette maladie est d'une nature toute particulière, produite par des causes diverses, mais dont la dernière essence nous est parfaitement inconnue.

Après la maladie, et à tous les degrés de difformité qu'elle laisse sur les os, nous voyons, sur les os longs, le tissu compact de trois à six fois plus épais que de coutume, le tissu spongieux presque entièrement disparu, et tout l'os offrant la densité et le poids de l'ivoire.

Ce changement doit être attribué sans doute à la période de la vie à laquelle la maladie a lieu exclusivement, et au développement considérable des vaisseaux du périoste, lorsqu'après cela les fonctions normales de cette membrane, comme organe de nutrition des os, se rétablissent.

Cet état des os, après le rachitisme, semble éloigner toute idée de la possibilité de fracture, d'inflammation ou de suppuration.

Le premier paraît être facile à concevoir, vu l'épaisseur et l'énorme consistance que prennent les os; le second dépend sans doute de la manière à nous inconnue dont la vie et la nutrition se continuent dans les os modifiés par le rachitisme, car nous ne trouvons de véritable inflammation que dans les parties saines, et jamais nous ne la verrons avoir lieu dans les parties qui dévient en quelque manière de l'état sain et naturel. Il n'est pas étonnant, pendant la durée du rachitisme, de voir souvent des troubles dans les fonctions de beaucoup d'organes ou de tous les organes importans, ou des maladies de certaines parties.

Un mal aussi général, et qui agit sur les parties les plus solides, doit naturellement avoir des effets aussi grands.

La mort, par laquelle se termine souvent le rachitisme, ne dépend pas directement de cette maladie; nous l'attribuons aux épanchemens séreux dans les cavités de la tête, de la poitrine, de l'abdomen, ou d'une leucophlegmasie générale, aux affections de l'encéphale, de certains viscères thoraciques ou abdominaux, et notre traitement est dirigé ordinairement sur la maladie qui se développe accidentellement, sans égard à sa cause fondamentale.

Cette incertitude, et les vices qui en résultent pour la pratique, subsisteront aussi long-temps qu'on donnera le nom de rachitisme, sans détermination plus précise, à beaucoup de maladies différentes qui affectent les enfans. Par là, nous sommes hors d'état de savoir si l'affection partielle des parties individuelles du corps que nous trouvons souvent avec cette affection est la cause ou l'effet de la maladie, et nous serons nécessairement dans le doute sur la question de savoir sur quoi nous devons diriger notre plan de traitement.

Les effets que produit cette matière morbifique sur le rachis, principalement sous le rapport du changement de la forme normale, sont tellement importans qu'ils méritent une considération particulière que nous exposerons plus loin.

On considère cette disposition morbide des os communément comme un degré supérieur de rachitisme. On a conjecturé que la cause du rachitisme peut déjà exister chez l'enfant et le fétus, et que l'accouchement en déterminera le développement. Il ne serait pas difficile de multiplier le nombre des conjectures tendant à établir que le rachitisme peut aussi avoir lieu à l'âge avancé, et qu'il détermine les phénomènes que nous désignons sous le nom d'ostéomalaxie.

On définit la nature de l'ostéomalaxie en ce que les os deviennent beaucoup plus mous que dans le rachitisme, c'est-à-dire presque charnus ou lardacés; que les places qui sont remplies de tissu spongieux se transforment dans la même substance que les parois compactes des os; que cette altération est accompagnée du gonflement de la partie affectée, et que leur flexibilité et la possibilité de leur donner la forme que l'on veut dépend du degré de ramollissement. Cette dernière circonstance paraît avoir fait placer cette maladie à côté du rachitisme, quoique la mollesse des os n'autorise pas à donner le même nom à deux affections différentes par leur nature.

Nous ne connaissons pas assez la marche de la maladie

pour nous en faire une idée précise. Nos observations à ce sujet sont imparfaites, parce que ce n'est souvent qu'un phénomène saillant dans la vie, comme le changement de la forme naturelle ou un trouble dans les fonctions naturelles des parties; par exemple, l'accouchement pénible chez une femme, par suite d'un rétrécissement progressif du bassin, nous fait soupçonner l'existence d'une altération particulière dans les os. Souvent ce n'est qu'à la mort que nous sommes surpris, à la vue des phénomènes morbides que nous trouvons diversement répandus sur tous les os du squelette. Le degré de ces déviations, leur étendue et d'autres phénomènes, comme des fractures dont on ne se doutait pas pendant la vie, augmentent notre étonnement au moment où nous obtenons des preuves certaines des nombreuses affections qui existaient chez les malades, sans qu'on les eût soupçonnées. Les altérations que nous observons sur les os, dans cette maladie, se forment promptement, et en quelque sorte, d'une manière aiguë, ou insensiblement sans qu'aucun accident remarquable appelle sur elles notre attention.

Lorsque la maladie se forme promptement, la structure des parties est si parfaite, qu'aucune déviation dans leur forme ne peut nous faire soupçonner qu'il y ait eu précédemment une affection rachitique; et cependant les lésions qui existent démontrent une affection des os, lors même qu'elle ne s'est pas encore prononcée par quelque altération dans la forme des parties. Des douleurs profondes, violentes, qui sont souvent locales lorsque l'affection est bornée à un endroit déterminé du tissu osseux, ou qui sont répandues sur des membres entiers et sur d'autres parties du corps lorsque le mal s'étend à plusieurs os du squelette, caractérisent le commencement de la marche aiguë de la maladie.

Lorsque les douleurs restent à la même place, on est tenté de croire que c'est un rhumatisme local violent, quoique ces douleurs, par leur nature, n'expriment ni l'affection des muscles ni celle des membranes de la partie affectée; parce que la douleur est située plus profondément, et ressemble davantage à celle que nous observons dans les affections vénériennes, quoiqu'elles s'en distinguent essentiellement sous plus d'un rapport, et que le malade n'ait jamais été affecté de syphilis. La mobilité de la partie affectée est diversement modifiée; souvent elle est impossible, et les moindres mouvemens sont accompagnés d'une augmentation des douleurs, qui deviennent parfois insupportables.

Si on admet dans ces circonstances, pour cause, une affection rhumatismale des muscles et des membranes de la partie affectée, on explique ce phénomène par la sensibilité des muscles, de leurs tendons et des expansions tendineuses affectées d'inflammation.

Lorsque le malade a été affecté antérieurement de syphilis, on croit être en droit de reconnaître cette affection comme cause du désordre, et les difficultés de distinguer la véritable nature du mal et d'en obtenir la guérison n'en deviennent que plus grandes. Nous voyons cependant, dans le cours de la maladie, la locomotion devenir de plus en plus difficile, même lorsque les grandes douleurs, qui précédemment empêchaient les mouvemens, sont considérablement calmées ou même dissipées tout-à-fait. Lorsque les parties affectées sont accessibles à la vue et au toucher, nous remarquons une tuméfaction autour de la place affectée, qui, lorsque le mal augmente, est accompagnée d'un changement de forme du membre, et le plus souvent de son raccourcissement.

La marche chronique de la maladie est caractérisée par des symptômes si peu prononcés, qu'on soupçonnerait difficilement l'existence de cette affection des os. Il arrive de là que ce ne sont souvent que les troubles dans les fonctions des parties qui nous conduisent à soupçonner une affection des os, par laquelle la lésion de leurs fonctions augmente souvent considérablement, sans que nous soupçonnions la nature du mal. Nous devons la connaissance des principaux accidens qui appartiennent à cette période à l'art obstétrique. Les accoucheurs trouvent alors que des femmes qui enfantaient sans difficulté auparavant, éprouvent dans leurs accouchemens ultérieurs de grandes douleurs, et un travail long et pénible. Le toucher apprend que les obstacles dépendent d'un rétrécissement survenu dans les détroits du bassin. Les cas rapportés par Stein, et les observations instructives qui ont été communiquées à Wenzel par Weidmann, se rapportent à ce que nous disons ici.

La science possède des observations qui démontrent que cette maladie se manifeste quelquefois simultanément sur plusieurs os du squelette sans accidens préalables.

Les différences dans le genre d'altérations que nous trouvons sur les cadavres de ceux qui ont succombé à cette maladie, semblent dépendre du degré de la maladie, de son siége, des fonctions que les os remplissaient, et de la rapidité que l'affection a mise à parcourir ses périodes. Wenzel cite une observation curieuse où l'on voit la démonstration de ce qui vient d'être dit. L'examen du cadavre, outre le changement opéré dans tout le squelette, offrait d'abord une induration de la glande mammaire droite, et dans l'articulation huméro-scapulaire du même côté une grosse tumeur, sur le tibia plusieurs tumeurs du même genre, mais plus petites.

Après avoir enlevé le cuir chevelu et le péricrâne, on trouva sur les différens os plusieurs petites masses d'un aspect et d'une forme glanduleux, s'élevant au-dessus du niveau des os, et qu'on aurait pu prendre au premier aspect pour des fongus de la dure-mère. Lorsqu'on voulut ouvrir le crâne, la scie pénétra avec la plus grande facilité; les deux tables osseuses étaient extraordinairement minces; le diploë était gonflé, beaucoup plus mou que dans l'état naturel. A la face interne du crâne on découvrit encore plusieurs points ramollis, dont quelques-uns tenaient légèrement à la dure-mère. Un examen plus attentif fit voir que tous ces ramollissemens appartenaient à des surfaces osseuses qui semblaient dégénérées en un tissu cellulaire lâche et grisâtre qui contenait encore quelques parcelles très minces de la substance solide de l'organe. On ne remarqua rien de morbide dans l'encéphale et dans ses membranes. A la base du crâne la même dégénérescence avait frappé les os spongieux de cette partie de la tête. Dans les cavités de la poitrine et de l'abdomen on ne reconnut aucune altération des organes qui y sont contenus. Les côtes, par leur partie spongieuse, étaient altérées comme le diploë des os du crâne, et revêtues seulement de la table externe extrêmement mince; en général, elles étaient si molles qu'il était facile de les couper avec un couteau. Le rachis n'offrait pas de courbures, quoique le corps de plusieurs vertèbres fût affecté. La tête et une partie de l'humérus droit étaient transformés dans la même substance molle et deux fois plus épais que dans l'état sain. Le cartilage articulaire était sain, bien conservé, et paraissait comme collé à la surface altérée de l'os. Les tibia présentaient plusieurs endroits affectés de la même dégénération que celle des os du crâne.

Nous passons sous silence plusieurs cas où nous avons vu les os altérés de la même manière sur des places isolées, par suite de l'ostéomalaxie aiguë.

M. Wenzel possède le scapulum, l'humérus, les deux os de l'avant-bras et onze côtes d'un cadavre qu'il eut l'occasion de disséquer à Mayence, et chez lequel il trouva sur les os les altérations décrites dans l'observation précédente. Il y avait en outre une fracture non consolidée du cubitus, et des fractures simples et doubles des côtes qui étaient consolidées. Les autres os ne présentaient pas d'altérations aussi remarquables, et rien qui pût faire croire à l'existence de l'ostéomalaxie.

Ce n'est que dans le cours de la maladie où il y a eu des douleurs que nous trouvons l'espèce de ramollissement des os; des particules osseuses considérablement altérées se montrent par petites masses d'un aspect granuleux sur les différens points ramollis.

Lorsque la maladie se développe lentement et sans beaucoup de douleurs, nous trouvons les os affectés gonflés et friables dans toute leur circonférence; la forme de l'os est plus ou moins changée, à quoi contribue souvent un grand nombre de fractures dont nous ne soupçonnions pas l'existence pendant la vie.

L'aspect particulier de ces fractures, que nous trouvons tantôt guéries, tantôt non consolidées, nous inspire des doutes sur la période de la maladie dans laquelle elles ont eu lieu. Il n'est guère possible d'admettre qu'elles s'opèrent à l'état de ramollissement, lorsque celui-ci est répandu uniformément sur tout le corps; et nous croyons que la période où se forment ces fractures est celle où les os, ayant été ramollis reprennent leur solidité d'une manière imparfaite et très différente du rachitisme. La raison pour laquelle nous les apercevons rarement pendant la vie est que leur formation n'a pas été précédée par l'action d'une cause extérieure suffisante. C'est pourquoi nous les trouvons le plus souvent aux côtes où elles peuvent être la suite de légères difficultés de respirer; aux clavicules, aux os du bassin, surtout à l'ischion, et à l'iléon, où les fonctions naturelles des parties, ou les muscles vigoureux qui s'y rattachent, peuvent former des causes suffisantes pour produire des fractures sur ces os malades.

Des recherches exactes faites sur les cadavres nous apprennent que les os qui, chez les enfans, sont composés de plusieurs pièces, comme, par exemple, les os coxaux, dans la difformité qu'ils subissent par suite d'un ramollissement lent, quelque avancée que soit la période de la vie où cette altération s'opère, représentent la forme primitive qu'ils avaient dans l'enfance. Nous voyons cela surtout sur les os du bassin. Nous trouvons, par suite de l'ostéomalaxie, qu'aux endroits où l'iléon, l'ischion et le pubis étaient séparés dans l'enfance, se montre la plus grande difformité; de sorte qu'on croirait que ces trois différentes pièces osseuses n'ont jamais été réunies, ou bien que leurs points de réunion se sont séparés, et que de là seul serait résulté la difformité du bassin.

Cette observation est tellement constante, que nous voyons ce phénomène dans tous les cas de difformité par suite d'ostéomalaxie. Il suffit d'examiner ces os dans les cabinets d'anatomie ou sur des planches représentant de semblables altérations pour se convaincre de ce que nous disons.

La déformation des os du bassin résulte de ce que l'iléon se joint à la branche horizontale du pubis et se fléchit en dedans, et la même chose a lieu au point de réunion de la branche descendante du pubis avec la branche ascendante de l'ischion. C'est par ces inflexions que l'orifice des détroits supérieur et inférieur et le canal pelvien sont rétrécis de la même manière, d'où résulte une ressemblance frappante de ces bassins entre eux, comme cela se voit aisément par la comparaison du bassin que Wenzel a fait figurer, et de ceux qui ont été figurés par Weidmann, Sandifort, etc.

On a attribué l'ostéomalaxie aux causes les plus diverses, parmi lesquelles on a donné une grande part aux écarts dans le régime hygiénique. On a fait dériver l'origine de la maladie du séjour dans un air malsain, humide et froid, d'une nutrition vicieuse, d'un défaut d'exercice, etc. On a surtout accusé les passions tristes, surtout chez des sujets enfermés dans des prisons.

On prétend l'avoir vu succéder à des rhumatismes qui ont duré long-temps, à des maladies syphilitiques négligées ou traitées par trop de mercure, ou bien au scorbut. On la considère en général comme l'effet de maladies chroniques, ou de suppression d'anciennes éruptions, quelle que soit leur cause, ou comme une suite de la cessation de flux sanguins naturels, ou de la suppression subite d'évacuations morbides. Il serait facile de multiplier le nombre des causes que l'on croit déterminer l'ostéomalaxie. On peut démontrer par des faits l'influence des causes précitées sur l'affection des os. Cependant ces causes sont considérées comme contribuant si diversement à la production des maladies, qu'on les énumère parmi celles des maladies les plus différentes sous le rapport de leur nature. L'analogie de beaucoup d'accidens qui résultent de l'action de ces causes, les faits qui prouvent que des malades sont affectés ou ont été affectés de maux de cette espèce, l'habitude et la commodité de s'éviter la peine de rechercher la cause prochaine d'une maladie, ont fait accuser ces causes pour la production de beaucoup de maladies; mais cette étiologie peut être contestée aussi facilement qu'elle a été admise; car le rhumatisme, le scorbut, la maladie syphilitique, l'usage abusif du mercure, ne peuvent pas être révoqués en doute comme causes éloignées de l'ostéomalaxie; mais les accidens que nous voyons dans cette maladie diffèrent tellement de ceux qui sont dus à ces causes, et les altérations produites par l'ostéomalaxie sur les os ont si peu de rapport avec celles que nous remarquons sur les os qui ont été affectés sous l'influence desdites causes, qu'il n'est pas permis de les ranger dans la même cathégorie, et de considérer leurs effets comme identiques. C'est pourquoi l'ostéomalaxie doit être considérée comme résultant de causes tout autres que celles auxquelles on l'attribue ordinairement. L'ostéomalaxie a de commun avec les autres affections des os, quels que soient leurs noms, qu'elle est accompagnée d'une affection du périoste, quoique nous ne connaissions pas la nature de cette affection dans cette maladie. Les grandes douleurs dont les malades se plaignent quelquefois à l'origine du mal, nous autorisent à ces conjectures, indépendamment d'autres raisons physiologiques. On a même considéré cette maladie comme étant la suite d'une affection morbide primitive du périoste intérieur des os, plutôt que du périoste extérieur; mais qui pourrait démontrer dans une destruction des différentes parties des os, ou de toute leur circonférence, si la maladie a eu pour point de départ primitif le périoste intérieur ou extérieur? Il est plus raisonnable de supposer que la cause gît dans l'un et l'autre, vu la connexion naturelle de ces membranes.

Sans nier l'importance des causes indiquées, nous sommes toujours incertains sur la question de savoir comment se forme cette maladie particulière. Nous pouvons croire avec raison qu'il n'y a qu'une seule et même cause définitive dont l'ostéomalaxie est l'effet, quelque variées que soient les sources d'où cette cause découle. Nous considérons en général et avec raison, cette maladie comme un vice de nutrition des parties, lequel peut avoir lieu de diverses façons dans l'os parfait. Nous pouvons présumer que de la réunion d'un grand nombre des causes mentionnées il s'en forme une troisième qui a pour effet cette maladie particulière des os. Nous sommes donc, relativement à l'ostéomalaxie, dans le même cas où nous sommes sous le rapport de la connaissance de la cause prochaine du rachitisme et de la maladie scrofuleuse; quoique nous devions admettre que les effets produits sur les os dans l'ostéomalaxie sont tellement uniformes et si essentiellement différens de ceux que nous voyons produits par l'une ou l'autre des maladies, qu'il nous est bien permis d'accuser une cause spécifique de cette maladie.

Ce qui nous empêche de bien connaître la véritable nature des causes de cette maladie et de leurs effets sur les os, c'est l'incertitude sur la période à laquelle cette affection se développe et se manifeste d'une manière incontestable. On prétend qu'elle peut se former complètement, dans le plus petit espace, sans signes distincts de sa présence. Brunninghausen prétend l'avoir vu naître et se former dans l'espace de trois semaines. D'autres praticiens disent l'avoir vu se développer en quelques mois. On peut objecter à cela que cette assertion est contraire aux lois de la vie et de la nutrition; que les observateurs ont confondu la période à laquelle la maladie se manifeste d'une manière distincte avec celle de l'origine du mal. Nous ne savons pas combien de temps il faut à la nature dans l'enfance et dans l'âge des évolutions, pour opérer la nutrition et l'accroissement des os; ces lois nous échappent encore bien plus dans la vieillesse. On peut soutenir, sans blesser la vérité, que les vices par suite de nutrition morbide des os ne peuvent pas se former plus vite que ne s'opère la nutrition naturelle elle-même, et que celle-ci se fait lentement dans les corps adultes, cela nous est démontré par un grand nombre de phénomènes morbides qui suivent même une marche aiguë. L'assertion que les vices de nutrition, que nous considérons comme la cause de l'ostéomalaxie ont lieu, dans tous leurs effets, pendant la période dont la nature a besoin pour nourrir régulièrement l'os, n'est pas en contradiction avec les lois de la vie.

Outre la cause indiquée qui nous empêche surtout de reconnaître la véritable nature de l'ostéomalaxie, l'étude de cette maladie sur des pièces sèches est une des causes principales. Les altérations que nous remarquons sur des os individuels ou en rapport avec d'autres à l'état sec, comme effet de cette maladie, diffèrent essentiellement et par des causes faciles à concevoir de l'état auquel nous les trouvons dans les cadavres.

La manière dont on dessèche les pièces osseuses, le plus ou moins de soin qu'on y met, détermine la forme que prend la préparation, laquelle sera toujours bien différente de celle qu'avaient les os à l'état frais. Cette observation se trouve confirmée sur le rachis, et sur tous les os que nous mettons au nombre de ceux du tronc, surtout dans le bassin en général. La meilleure manière d'étudier l'état particulier des os dans l'ostéomalaxie, c'est de les conserver dans de l'alcool étendu.

Ce qui peut encore prouver que nous avons raison de considérer cette maladie comme un vice particulier de la nutrition des os, c'est que nous ne pouvons que difficilement contribuer à sa guérison; car l'état dans lequel nous trouvons les os après le ramollissement ne peut être considéré que comme une production très imparfaite de substance osseuse nouvelle, laquelle diffère essentiellement de celui où nous trouvons les os après le rachitisme.

Cela doit nous faire voir combien la comparaison de cette maladie avec le rachitisme est peu exacte.

Nous observons le rachitisme à un âge où la vie est à sa plus haute perfection, dans tous ses facteurs, et c'est précisément ce rapport qui contribue le plus à la guérison de ce mal, ce que nous ne pouvons pas par notre art; c'est pourquoi nous voyons les os des rachitiques, après la maladie, d'une solidité et d'une épaisseur insolite, en quelque sorte dans un état d'hypertrophie. L'ostéomalaxie, au contraire, a lieu à une période de la vie à laquelle l'acte de nutrition est déjà considérablement diminué. Nous voyons bien dans le ramollissement un phénomène qui a de l'analogie avec celui qui s'observe dans le rachitisme, mais la guérison des parties ramollies par la reproduction d'une nouvelle substance osseuse est si défectueuse, qu'au lieu de tables osseuses compactes nous ne voyons que des os très fragiles. Il est facile de répondre à la question de savoir pourquoi, dans cette nutrition défectueuse des os, on rencontre si souvent guéries les fractures que nous trouvons sur les os. La fracture d'un os est, même dans cette maladie, un appel à la nature de mettre les forces curatives en une plus grande activité à l'endroit où se passe l'irritation la plus forte; mais le mode de guérison des fractures, dans cette maladie, s'opère au moyen de petites plaques osseuses, minces et d'un tissu très fragile.

Les remarques précédentes ne sont qu'un exposé imparfait de cette maladie; elles suffiront cependant pour indiquer ses signes distinctifs d'avec le rachitisme.

1° L'ostéomalaxie et le rachitisme sont considérés avec raison, en général, comme des vices de nutrition des os.

2° Une différence essentielle de ces deux maladies consiste en ce que, là où il y a des différences dans l'acte vital et nutritif, il doit y avoir aussi des différences dans les maladies qui consistent en troubles de l'acte vital et nutritif, et ces différences dépendent des différens périodes de la vie auxquels nous observons cette maladie. Le symptôme commun aux deux maladies est le ramollissement des os. En ayant égard aux différentes périodes de la vie auxquelles ces deux maladies arrivent, nous avons le droit d'admettre essentiellement comme différente l'espèce de ramollissement, parce qu'il a lieu à des périodes de formation différentes des os; outre cela il y a encore d'autres phénomènes qui nous prouvent la différence marquée du ramollissement dans ces deux maladies. Dans le rachitisme il n'y a en général point de ramollissement partiel des os, encore moins des parties d'un seul os.

Dans l'ostéomalaxie la maladie s'étend souvent à des os isolés ou à des plaies isolées de ceux-ci. Dans le rachitisme, le ramollissement est le résultat d'un acte morbide lent sans douleur, et nous reconnaissons la présence incontestable du mal, par les degrés plus ou moins considérables d'altération de forme que prennent les os.

Dans l'ostéomalaxie le changement que nous voyons aux os n'arrive souvent qu'accompagné de douleurs vives particulières, que nous désignons sous le nom de *marche aiguë* de la maladie.

Nous trouvons aussi que parfois la maladie se développe lentement et sans accident saillant; mais il est incertain si la marche de la maladie ne nous a pas fait perdre de vue certains petits accidens douloureux, dont le malade et le médecin n'ont pas tenu compte.

Dans le rachitisme les os éprouvent des déviations de forme telles que la courbure des os longs et les distorsions diverses du rachis. Dans l'ostéomalaxie les parties dont les os sont affectés se raccourcissent, il est vrai, mais la cause n'en gît pas dans la courbure des os, mais dans leur développement considérable, qui est accompagné du raccourcissement de la partie à laquelle l'os sert de base.

Chez les personnes rachitiques le ramollissement est uniforme sur toute l'étendue de l'os affecté, tandis que dans l'ostéomalaxie nous trouvons, outre le ramollissement, des plaies où la substance osseuse est transformée en un tissu cellulaire contenant de petites paillettes osseuses, minces et très fragiles.

Dans le rachitisme il n'y a de fractures ni pendant, ni après la maladie; nous voyons les os, dans le cours de l'affection, tordus de la manière la plus singulière; après la maladie, la densité particulière que prennent les os les garantit contre les solutions de continuité.

L'ostéomalaxie nous montre, pendant sa marche, une partie du même os ramollie, tandis que dans d'autres il y a des fractures simples et doubles. Lorsque les os ont repris un peu de solidité, alors les causes les plus légères y occasionnent des fractures. Il n'y a point d'observations qui constatent que, dans le rachitisme, des os affectés subissent une perte de substance par l'inflammation ou la carie, ni pendant, ni après la maladie.

Dans l'ostéomalaxie nous trouvons des pertes de substance partielles sur les os, comme nous le ferons voir en considérant les effets de cette cause morbifique sur le rachis. Mais cette perte de substance est d'une nature particulière et ne ressemble en rien à celle que nous observons comme effet de la carie des os. Aussi ne trouvons-nous jamais de collections purulentes au voisinage des os affectés à ce degré. Les changemens que nous observons sur les os longs, après le rachitisme, peuvent, nonobstant leur variété, être rapportés à certaines formes principales. Dans l'ostéomalaxie la forme que prend la partie affectée dépend de circonstances accidentelles, soit pendant la vie, soit après la mort, par la manière de les dessécher et de les conserver.

La cause de ces différences dépend en partie aussi, de ce que les sujets ne survivent pas à l'ostéomalaxie, ou qu'il n'y a point dans cette maladie de période à laquelle on puisse dire que le malade est guéri. L'ostéomalaxie a lieu à un âge auquel l'acte nutritif n'est plus assez actif pour fournir la quantité nécessaire de substance qui constitue la nature des os; c'est pourquoi nous trouvons les os gonflés, friables, décolorés, faciles à casser et courbés en différens sens.

Le rachitisme au contraire appartient à un âge où l'acte nutritif est actif dans toute l'étendue de ce mot. Cela nous fait comprendre toutes les particularités des os rachitiques après cette maladie.

Les difformités que nous trouvons, comme effets du rachitisme, sur les os du bassin, et par conséquent nécessairement sur tout le bassin, sont si variées dans tous leurs degrés, qu'il est difficile de les décrire exactement.

Les changemens dans les os du bassin en particulier et du bassin en général, comme effets de l'ostéomalaxie, sont, comme nous l'avons déjà dit, très constans par les causes que nous avons indiquées. Dans l'ostéomalaxie nous n'observons pas l'altération des dents, que nous avons occasion de voir si fréquemment dans le rachitisme, ce qui peut dépendre aussi de ce que cette maladie coïncide avec la dentition, et étend ses suites jusqu'à celle où se fait le remplacement des dents.

Dans l'ostéomalaxie, nous ne rencontrerons nécessairement ces phénomènes que lorsque la cause morbifique aura agi sur la mâchoire supérieure et sur l'inférieure. On n'a pas déterminé par l'observation si le rachitisme affecte un sexe de préférence à l'autre, tandis que l'on sait que l'ostéomalaxie affecte principalement les personnes du sexe féminin.

Si nous considérons ces différentes altérations comme autant de causes morbifiques qui agissent sur le rachis, nous voyons qu'elles ont pour effet sur les différentes parties du corps, et sur le rachis, de produire une action perturbatrice lente sur l'acte vital et nutritif des parties; que ces effets sont différens, suivant la différence des causes morbifiques mentionnées.

Il est souvent difficile en pratique de trouver exactement les causes des maladies chroniques diverses, afin de pouvoir guérir leurs effets, même lorsqu'ils se répandent plus ou moins sur tout le corps. La connaissance de la cause sera encore plus difficile, lorsque ses effets se borneront à une petite partie du corps quelle qu'elle soit, savoir la peau, le tissu cellulaire, la graisse, les muscles, les tendons, les membranes, le périoste, les os, les artères, les veines, les vaisseaux lymphatiques et les nerfs, les organes individuels de l'encéphale, du cordon rachidien, ou bien les autres viscères du corps.

Nous rencontrons souvent, dans la pratique, des maladies qui ont leur cause dans des vices de nutrition, dus soit à l'une soit à l'autre des causes morbifiques dénommées, dont les effets sont souvent bornés à de petites places du corps. Il est difficile, dans ces circonstances, de reconnaître la véritable nature de ces affections, lorsque les parties que nous devons traiter ont été précédemment tout-à-fait dans l'état sain. La difficulté augmente quand les parties dont l'affection locale doit être traitée a été malade déjà, parce qu'il est difficile de reconnaître les modifications produites par des maladies antérieures, et les troubles qu'elles avaient déterminés dans leurs fonctions vitales. Parmi ces causes morbifiques, qui n'affectent souvent que certaines parties du corps, et seulement des points isolés de celles-ci, doivent être rangées évidemment toutes celles que nous avons signalées jusqu'ici, et que nous voyons produire des troubles morbides dans leur nutrition.

Comme il faut considérer l'acte nutritif comme le résultat de l'action générale de tous les organes qui appartiennent à la vie, il n'est pas contradictoire de croire que si cet acte vient à être troublé localement par quelque influence visible, les résultats de ces troubles ne seront que locaux.

Le rachis, sur lequel toutes les influences fâcheuses dénommées peuvent agir, offre, parmi ses phénomènes morbides, des affections qui sont bornées à une seule partie de la colonne, quelle qu'ait été la cause, soit extérieure, comme des coups, une chute, etc., soit intérieure, comme consistant en un trouble de la nutrition partielle, ou en affections morbides des parties les plus rapprochées du rachis qui sont en rapport intime avec lui. Dans tous ces cas, l'influence nuisible exercée sur la colonne vertébrale restera locale, tant que la cause n'agira que sur une petite étendue.

Les vices dans l'acte de nutrition, sans causes morbifiques internes, et leur influence nuisible sur la colonne vertébrale, telle que nous les voyons dans l'enfance, comme suite de l'éducation première, de mauvaises habitudes, etc.; dans l'âge des évolutions, comme effet du maintien vicieux du corps, des vêtemens, etc.; dans l'âge viril, comme suite des professions, produisent souvent des changemens dans la direction normale du rachis, qui sont quelquefois bornés à un seul lieu.

Nous voyons les causes morbifiques internes mentionnées, savoir la maladie scrofuleuse et l'ostéomalaxie, produire des changemens sur le rachis, dont les effets sont souvent reconnus localement sur les vertèbres, quoiqu'ils soient souvent accompagnés de déviation du rachis de sa forme normale.

On peut s'en convaincre par une foule d'exemples.

Nous ne verrons pas le rachitisme produire des effets aussi partiels; car, quoique nous rencontrions sur certaines vertèbres des signes particuliers de difformités dues à cette cause, nous rencontrerons néanmoins sur les autres constamment des changemens qui nous indiqueront d'une manière irrévocable l'influence de cette cause morbifique.

Si ces remarques sont dignes d'attention dans la guérison de toutes les affections morbides du corps qui sont limitées à une petite place, elles doivent être prises en considération surtout dans les affections morbides du rachis, parce que, dans la guérison des maux qui affectent cette partie, il est presque absolument nécessaire de connaître exactement la maladie dans toute son étendue, en ce que tous les efforts de l'art de les guérir sont souvent vains, parce que la véritable époque de leur curabilité est passée.

Les articulations et les parties qui ont une disposition analogue sont affectées par les causes dénommées, plutôt que les autres parties, parce que leur destination naturelle les dispose à augmenter le mauvais effet des irritations morbides par causes extérieures, le mouvement continu augmentant l'irritation produite par la cause morbifique.

Sous ce rapport, il faudra, dès que nous soupçonnerons une affection locale au rachis ou aux articulations, restreindre nécessairement les fonctions naturelles de la partie, afin d'empêcher les suites de l'impression fâcheuse.

Une condition essentielle pour obtenir une guérison prompte et sûre, consiste par conséquent à faire attention aux affections locales des parties dénommées.

Les vices de la nutrition des parties succédant à un état morbide aigu offrent, sous le rapport des changemens qu'ils produisent sur les différentes parties du corps, l'inverse de ce que produisent ceux décrits jusqu'ici. Les causes morbifiques indiquées agissent lentement, et produisent peu à peu, sur le corps, les troubles que nous avons considérés comme vices dans la nutrition sans cause morbifique intérieure, et comme vices provenant d'une matière morbifique spécifique; c'est pourquoi la cause de ceux-ci est souvent d'autant plus difficile à découvrir que leurs effets sont plus locaux, et souvent nous ne les découvrons que par leurs suites plus graves dans les différentes parties du corps. Les causes morbifiques que nous allons considérer sont : une congestion morbide du sang dans les différentes parties du corps, et l'inflammation. Les changemens que produisent ces constitutions morbides sont d'une nature plus grave; ils s'établissent plus promptement ; ne nous laissent ordinairement pas aussi long-temps dans l'incertitude sur la présence d'une disposition morbide des parties; ils sont souvent d'autant plus violens qu'ils sont plus locaux, et produisent des effets plus destructeurs.

Il serait important de connaître exactement tous les rapports sous lesquels se forment les maladies qu'il faut ranger ici, et de bien entrevoir les causes qui les déterminent. Il est toujours essentiel de bien distinguer ces deux formes morbides, savoir : les congestions excessives d'avec l'inflammation. L'analogie des accidens avec lesquels ces deux maladies, essentiellement différentes, se montrent à nous, ne nous autorise nullement à les confondre ensemble.

L'inflammation est une maladie particulière avec des accidens distincts, d'une forme exactement déterminée, d'une marche également déterminée et d'une terminaison connue, qui n'affecte que des parties du corps qui n'ont pas dévié de leur état normal.

Les congestions sanguines ne reconnaissent point de cause qui soit suffisante pour déterminer une inflammation. Les accidens dont nous les voyons accompagnés sont divers, relativement à leur intensité et leur durée, qui font diversement varier la forme du mal dans la partie affectée.

Les changemens produits par une congestion de longue durée sont : l'augmentation du volume des parties par suite du changement du tissu cellulaire; la dilatation des vaisseaux et une accumulation persistante du sang, qui font dévier insensiblement ces parties de leur disposition naturelle, et leur ôte toute aptitude à être le siége d'une véritable inflammation.

Ces différences sont essentielles et importantes pour la pratique, parce que la tendance à voir partout des inflammations, qui règne de temps en temps dans la pratique, doit être accompagnée sans doute de suites aussi nuisibles que la doctrine qui a régné auparavant, et d'après laquelle on niait l'existence et la fréquence de cette forme morbide.

Lorsqu'une congestion de sang a lieu dans une partie, le degré plus ou moins considérable de son influence fâcheuse dépendra de circonstances très différentes, que nous devons prendre en considération.

Les suites d'une semblable congestion seront tout autres lorsqu'elle s'établit lentement, que lorsqu'elle est produite plus vite par une irritation locale. Le résultat de cet accident morbide sera différent lorsque la cause productive communique une exaltation morbide, plus ou moins uniforme, dans tous les systèmes vasculaires de la partie affectée, ou qu'il y a en même temps exaltation de l'activité artérielle avec exaltation de l'activité veineuse, sans que l'action des vaisseaux lymphatiques y soit troublée essentiellement. Le résultat sera autre lorsque l'exaltation morbide se répandra seulement sur un seul système vasculaire, et que les autres continueront leur action normale, ou lorsque l'activité artérielle seule est augmentée par l'action morbifique, tandis que celle des veines et des vaisseaux lymphatiques continue à être normale, si cela est possible dans le plus grand nombre des cas. Il est facile de concevoir les raisons pour lesquelles le résultat de l'influence morbide sera alors plus promptement sensible.

Une autre forme de maladie surviendra lorsque la cause irritante agit peu sur les nerfs de la partie affectée, et encore une autre lorsque l'influence s'opère d'abord sur les nerfs, et que l'affection des différens systèmes vasculaires de la partie affectée est la suite du trouble qui existe dans le système nerveux.

Une autre maladie se manifestera lorsque les fonctions naturelles des divers systèmes vasculaires ont été troublées précédemment d'une manière idiopathique et sous ce rapport notre attention sur les maladies que nous rencontrons si fréquemment dans le système veineux sera surtout pour nous d'une haute importance, parce que l'exaltation morbide de l'activité artérielle sera suivie d'une autre affection dans les parties où les veines ont été soumises précédemment à des causes qui troublent leurs fonctions.

Ces vues sont loin d'embrasser toutes les différences que nous voyons, comme suite de la congestion morbide exaltée du sang dans une partie; car je ne parle pas des différens degrés intermédiaires de ces effets sur les différentes productions organiques.

Il y aura, par exemple, une autre forme quand la congestion morbide du sang se fait dans des parties dont le tissu naturel est solide et plus résistant que d'autres, comme les os, le périoste, les tendons, les expansions aponévrotiques, ou les ligamens; tandis que la maladie sera bien différente lorsque les parties affectées sont des organes plus mous, par exemple, le tissu cellulaire, les muscles, etc.

Il est par conséquent très difficile de déterminer toutes les conditions des altérations qui résultent de congestions du sang, ainsi que d'en assigner les causes.

Pour bien connaître les maladies compliquées de cette sorte, il est nécessaire de rechercher si le malade est disposé aux affections dépendant d'une exaltation morbide de l'activité artérielle; s'il existe une affection prédominante du système veineux; si ce ne sont pas des troubles dans les fonctions du système lymphatique qui déterminent le caractère principal de la maladie; si un trouble morbide dans le système nerveux donne aux accidens les plus légers d'une affection morbide un caractère de gravité qui n'a pas lieu essentiellement.

Les changemens aux différentes parties du corps, dus à des congestions de sang morbides, qui résultent de modifications plus ou moins maladives des vaisseaux, se remarqueront par des causes faciles à concevoir, le plus souvent sur les organes qui ont un tissu mou, particulièrement aux viscères. Ils auront lieu cependant partout où existeront ces vaisseaux, partant aussi dans les os.

Les changemens que nous observons sur les os par suite d'une congestion sanguine morbidement augmentée dépendront des affections morbides que subissent les vaisseaux du périoste extérieur, ou dans le tissu intérieur des os, ou dans la membrane médullaire.

L'observation qui a été faite que les os subissent souvent une augmentation de volume, nous démontre aussi combien souvent il y existe des congestions sanguines morbides qui, une fois formées, ne laissent pas ramener facilement l'organe à son état normal.

Nous voyons sur les os longs, que si la congestion a

lieu dans toutes les parties de l'os, celui-ci augmente de masse dans toute son étendue. Nous avons coutume de désigner cet état sous le nom d'hypérostose. Lorsque la congestion n'a lieu que sur une petite étendue, il se forme la maladie que nous nommons exostose.

Dans ces deux sortes de phénomènes morbides, les os longs sont tantôt plus solides, tantôt plus spongieux, c'est pourquoi ils deviennent plus lourds dans le premier cas et plus légers dans le second.

Qu'il puisse y avoir une véritable inflammation dans les os, aussi bien que dans les parties les plus molles du corps, ceci n'a sans doute jamais été révoqué en doute par les médecins qui ont étudié sérieusement la structure organique des os.

Nous rencontrons de véritables inflammations dans les os; nous les connaissons par les accidens de leur première période, par les terminaisons que nous voyons dans d'autres inflammations, par leur suppuration (carie) ou par leur gangrène (nécrose). Il n'existe sur ce point aucune contestation parmi les médecins.

Il en est autrement en pratique. Les médecins et les chirurgiens se disputent souvent sur l'existence d'une inflammation dans l'os, qui est cependant démontrée par des collections purulentes provenant de la carie, et que nous avons pu souvent constater par les autopsies cadavériques. Il a existé de grandes controverses avant qu'on ait admis la possibilité de l'existence des mêmes maladies des os et des parties molles du corps, quoique cependant l'inflammation des os, leur ulcération et leur gangrène soient absolument les mêmes états morbides que ceux connus sous le nom d'inflammation, d'ulcération et de gangrène des autres parties de l'organisme.

Des chirurgiens ont fait des recherches anatomiques exactes par lesquelles ils ont rectifié nos idées sur les maladies des os, et ont donné à celles-ci la signification que nous leur connaissons aujourd'hui. Il serait superflu, dans l'état actuel de la science, de vouloir prouver qu'il peut survenir une véritable inflammation dans les os, quel que soit d'ailleurs leur tissu, inflammation à laquelle nous voyons succéder la suppuration ou la gangrène. Le tissu compact des os se comporte à cet égard comme le tissu spongieux, parce que nous trouvons dans l'un et l'autre de la suppuration consécutive à l'inflammation, et que nous rencontrons aussi dans les os, dont le tissu est purement spongieux, une dégénérescence gangréneuse.

Si nous ne pouvons donner le nom de véritable inflammation qu'à une constitution morbide unique, dont la forme et les accidens sont déterminés, il faut que la raison pour laquelle nous ne reconnaissons pas cette forme morbide dans les os ne soit que l'imperfection de notre observation sur ce point de pathologie, résultant de la difficulté des recherches, effet tout naturel de la profondeur à laquelle les tissus malades sont situés, et du peu d'énergie de la vie dans le système osseux, d'où provient la lenteur de la marche de la phlegmasie et le peu d'intensité des symptômes inflammatoires, mais les altérations organiques n'en sont pas moins réelles et bien prononcées; savoir, la suppuration ou la gangrène. Alors aucune raison valable ne peut empêcher ces circonstances de frapper notre attention.

Ces raisons expliquent pourquoi les médecins et les chirurgiens ne nous ont fourni que des données inexactes, douteuses et indéterminées sur les causes, les accidens et la guérison d'une espèce particulière de courbure du rachis, que nous considérons comme étant la suite de l'inflammation et de la carie des vertèbres.

Nous indiquerons quelques-unes des causes desquelles dépend peut-être l'insuffisance de nos connaissances sur la présence de l'inflammation dans les os.

Nous mettons au nombre de ces principales causes la différence de l'âge auquel les inflammations ont lieu; car il est facile de concevoir qu'une véritable inflammation doit présenter d'autres accidens dans l'enfance ou âge des évolutions, dans l'âge adulte et la vieillesse.

L'expérience apprend que les phénomènes et les accidens de la véritable inflammation, chez les enfans, diffèrent de ceux que nous remarquons à l'âge adulte. Un léger examen suffit pour nous faire comprendre parfaitement la cause de ces différences.

Toutes les définitions données de la véritable inflammation dans les différentes parties du corps sont faites pour l'âge où le corps est parfaitement développé, et où la généralité des organes tend à conserver la vie par la nutrition des parties et par l'équilibre le plus parfait de toutes les fonctions.

Lorsque l'acte de la nutrition est très actif, comme cela a lieu chez les enfans dans les premières années de la vie, les accidens d'une véritable inflammation sont moindres, parce que l'activité générale de la vie tend vers plusieurs buts, et qu'il est rare qu'il existe à cet âge une irritation locale assez forte pour qu'elle dirige l'activité générale de toutes les forces vitales sur un point, sans être accompagnée d'autre chose que de la cessation de la vie. Il faut considérer en outre que, chez les enfans, ni les organes où il y a des inflammations, ni les parties dans l'état morbide desquelles nous trouvons la condition prochaine de l'inflammation, ne sont assez développés pour qu'il puisse s'y développer les accidens d'une inflammation comparable à celle qui attaque les tissus du corps humain dans l'âge adulte.

Tant que l'acte vital est exalté, sous le rapport de la plasticité, dans un de ses facteurs, comme cela a lieu dans l'enfance et l'âge des évolutions, il peut se former de véritables inflammations; mais celles-ci ne présenteront pas la forme et les accidens qu'elles offrent chez les adultes.

L'expérience apprend que, chez les enfans, les véritables inflammations des parties dont le développement est parfait ou qui sont plus rapprochées que d'autres de leur perfection, se montrent d'une manière beaucoup plus distincte. Il est moins difficile, en pratique, de reconnaître chez les enfans l'inflammation de l'encéphale et de ses parties, de l'œil, de l'oreille et de la trachée-artère, que de toute autre partie du corps.

L'expérience nous apprend que les inflammations sont plus rares aux parties moins développées que celles citées, parce que l'acte de développement est concentré sur elles.

L'expérience nous apprend que l'inflammation d'un organe, chez les enfans, détermine des accidens tout autres, et doit nécessairement les déterminer à un degré différent, suivant que la partie où l'inflammation a lieu est éloignée de sa formation définitive. Ainsi nous ne pouvons guère, avant la seconde enfance, reconnaître l'inflammation des muscles par les signes généraux auxquels nous les reconnaissons à l'état adulte. La même chose a lieu pour les os.

Nous rencontrons, dans les premières années de la vie, souvent des inflammations des os, même aux articulations, sans les accidens qui accompagnent ce phénomène morbide à un age plus avancé. Les accidens que nous remarquerons seront en rapport avec le degré de formation des os.

Cela peut être démontré par une infinité d'expériences, où nous trouvons, chez les enfans, les os réellement enflammés et passés à l'état de suppuration, sans que nous remarquions d'une manière distincte ni l'un ni l'autre acte morbide, si nous nous attendons à voir, dans le cours de cette maladie, les mêmes accidens graves que nous rencontrons, chez les adultes, dans les véritables inflammations des os et des articulations.

Dans la vieillesse où la nutrition des os est considérablement restreinte par les changemens divers de leur organe nutritif, nous n'aurons guère l'occasion de voir une véritable inflammation des os. S'il existe, chez les enfans, des inflammations dans les os, et que l'imperfection du développement des os soit en partie cause que nous ne la reconnaissons pas par les signes de cette forme morbide, l'état contraire sera, dans la vieillesse, la raison suffisante pour laquelle une véritable inflammation de ces parties ayant lieu alors, elle ne sera pas accompagnée de tous les accidens que nous observons dans l'inflammation des os qui survient pendant l'âge viril.

Dans la vieillesse la nutrition de tout le corps est diminuée de différentes manières, mais surtout dans les os. Ceux-ci deviennent friables, et toute la force de la vie ne suffit plus ou souvent à peine pour guérir les fractures.

Nous pouvons admettre qu'il existe aussi une véritable inflammation avec toutes ses suites, dans ces rapports de diminution de l'acte nutritif; cependant elle ne sera que rarement ou jamais accompagnée des accidens que nous observons dans l'inflammation des os pendant la virilité.

Puisque nous observons des inflammations vraies à tout âge, nous devons savoir, en jugeant de leur présence réelle, que, dans l'enfance, les inflammations se comportent telles qu'elles peuvent se comporter suivant le développement des parties enflammées et des organes dont nous considérons l'affection comme la cause prochaine de l'inflammation.

Dans la vieillesse, au contraire, une véritable inflammation des os n'aura lieu qu'à un certain degré et ne se trahira que par des accidens qu'il sera facile de saisir par la diminution de la nutrition et par conséquent par l'affaiblissement de la vie des os.

La manifestation des accidens de l'inflammation a lieu ordinairement d'autant plus vite que la vie des parties, leur sensibilité et leur irritabilité sont plus ou moins considérables. La vie propre des os est médiocre, ils pourront par conséquent éprouver souvent des impressions morbides plus considérables, sans que la présence d'une maladie, même de l'inflammation, nous soit indiquée par des accidens prononcés.

La vie des os et leur état sain dépendent du périoste qui enveloppe les os de toutes parts, et leur est uni par du tissu cellulaire et par les vaisseaux qui pénètrent dans les os. C'est dans le périoste que se ramifient les vaisseaux de l'os, lesquels pénètrent, avec le prolongement du périoste qui tapisse les canaux des os, dans l'intérieur des os mêmes.

Dans les os longs la membrane qui contient la substance médullaire remplace le périoste interne, lequel diffère essentiellement de l'extérieur sous le rapport de sa structure, quoique tous deux soient unis entre eux par leurs vaisseaux.

Sur les os spongieux on ne voit point, outre la différence de la substance médullaire, de membrane distincte qui l'enveloppe, la moelle est en contact immédiat avec le tissu osseux lui-même.

Jusqu'ici on n'a pas encore pu démontrer des nerfs ni

dans le périoste, ni dans la membrane médullaire; quoique, d'après les expériences de Bichat, la moelle semble être, même à l'état sain, le siége d'une sensibilité très vive.

Cette sensibilité de la substance médullaire des os longs, constatée par les expériences de Duverney, Bichat, etc., serait sans doute une preuve de plus que les inflammations dans les os courts ou dans les extrémités spongieuses des os longs, sont accompagnées d'accidens moins prononcés que celles qui ont lieu dans le tissu compact des os longs.

Les changemens morbides qui surviennent dans le périoste ou dans les vaisseaux de cette membrane seront par conséquent inévitablement suivis de changemens morbides dans les os. Ils sont fondés en partie sur la disproportion dans laquelle les os entrent relativement au périoste. La connaissance de cette disproportion dépendra de la formation plus ou moins prompte des altérations du périoste.

L'inflammation est la circonstance où cette disproportion s'établit le plus vite. Les accidens morbides, et surtout ceux de l'inflammation, seront reconnus d'autant plus facilement que le périoste sera plus adhérent à l'os, et cette adhérence est intime chez les adultes, elle commence à l'époque où les os sont formés parfaitement. Dans le jeune âge, où le périoste ne forme qu'une enveloppe lâche autour des os, la tension morbide de cette membrane, par suite de l'inflammation, sera un accident très tardif, par lequel nous pourrons reconnaître l'inflammation des os.

Moins il y a d'obstacles qui s'opposent à l'affection morbide du périoste des os, plus les accidens déterminés par l'affection des os seront sensibles. C'est sur cela qu'est fondée la différence essentielle des accidens des affections dans la membrane médullaire, dans l'intérieur des os longs, d'avec ceux qui ont lieu aux parties extérieures de l'os.

Les os sur lesquels le périoste est remplacé, par places, par d'autres expansions membraneuses se comportent autrement dans les affections morbides, et surtout dans l'inflammation, que ceux où le périoste externe et interne forment un tout par les connexions vasculaires.

Aux os plats, par exemple, à ceux du crâne, les lésions du périoste extérieur seront non-seulement accompagnées d'accidens plus graves, mais les suites se propageront promptement, à la table interne, presque dans la même étendue dans laquelle l'externe est intéressée. Cela est démontré par des lésions artificielles ou accidentelles du périoste extérieur.

Dans les os purement spongieux, comme les vertèbres, ou dans les extrémités des os longs, on observe un autre rapport de la part du périoste externe; ils n'ont point de membrane médullaire, et lorsque les vaisseaux sont enflammés, ils rencontrent, en se dilatant, moins de résistance que dans le tissu compact des os; ce qui doit être une cause de plus pour reconnaître plus tard, dans ces os, des inflammations vraies.

Une autre cause qui fait que les inflammations vraies dans les os en général, surtout dans les os spongieux, et principalement dans le jeune âge, ne se manifestent pas avec tout l'appareil des accidens, dépend des altérations que les os ont subies précédemment par l'influence d'autres causes morbifiques.

Nous devons nécessairement ranger ici tous les changemens qui, dans l'enfance, ont troublé la nutrition et le développement des os; soit qu'elles prennent leur source dans des troubles de fonctions de différens ordres de vaisseaux, soit de l'influx des nerfs sur la nutrition, soit de matières morbifiques spéciales.

Nous savons par exemple que, dans le rachitisme et la maladie scrofuleuse, le périoste, quoique gonflé, enveloppe les os plus mollement qu'à l'état naturel; nous connaissons l'état maladif du périoste dans le scorbut, etc. Si ces affections diverses n'abolissent pas les conditions d'une inflammation vraie, elles seront néanmoins constamment cause que la forme pure dans laquelle nous sommes habitués à voir l'inflammation vraie ne pourra pas se développer.

Nous n'avons, pour confirmer ce qui vient d'être dit, qu'à avoir égard aux inflammations et aux suppurations des os, que nous voyons produites par la maladie scrofuleuse, ou qui sont déterminées par d'autres causes pendant l'affection scrofuleuse. Nous apprendrons par ces remarques pourquoi des maladies du rachis, qui ont pour cause l'inflammation et la suppuration d'un plus ou moins grand nombre de vertèbres, ne se décèlent souvent pas de long-temps par leurs accidens et leurs suites. C'est pourquoi la connaissance des causes qui déterminent l'inflammation nous sert peu pour reconnaître la véritable nature du mal; car les mêmes causes, soit externes, soit internes, qui exercent une influence fâcheuse sur le rachis, seront accompagnées d'accidens très différens suivant la différence de l'âge auquel l'impression a eu lieu. Cela nous est démontré surtout par l'expérience pour les effets des influences extérieures fâcheuses sur le rachis dans l'enfance.

Nous croyons avoir indiqué de la sorte plusieurs des principales causes qui font que souvent les inflammations des os ne sont pas distinctes dans leur origine et leur durée.

Nous appliquerons ces remarques à l'espèce de courbure de la colonne vertébrale, qui est incontestablement une suite de l'inflammation des vertèbres, afin de diriger notre attention sur les commencemens de ce mal, avant qu'il ne forme une courbure du rachis, parce que ce n'est que dans cette période de la maladie qu'il est possible d'empêcher la courbure du rachis et de faire réussir les efforts de l'art.

FIN DE LA PREMIÈRE PARTIE.

www.ingramcontent.com/pod-product-compliance
Ingram Content Group UK Ltd.
Pitfield, Milton Keynes, MK11 3LW, UK
UKHW021936200726
13855UKWH00007B/783

9 782012 928725